DIETA INSULINA RESISTENZA 2025

100 Ricette Sane Strategie Nutrizionali Avanzate per una Salute Ottimale Piani Alimentari e Consigli per Stabilizzare il Glucosio nel Sangue

KLARLOCK

ESCLUSIONE DI RESPONSABILITÀ

Questo libro si propone di fornire materiale utile e informativo sui temi trattati nella pubblicazione. Viene venduto con la consapevolezza che l'autore e l'editore non sono impegnati a fornire servizi medici, sanitari o altri servizi professionali personali nel libro. Il lettore dovrebbe consultare il proprio medico, operatore sanitario o altro professionista competente prima di adottare qualsiasi suggerimento in questo libro o trarre conclusioni. L'autore e l'editore declinano espressamente qualsiasi responsabilità per qualsiasi responsabilità, perdita o rischio, personale o altro, derivante, direttamente o indirettamente, dall'uso e dall'applicazione di qualsiasi contenuto di questo libro.

NOTA

Tutte le ricette di questo libro sono pensate per quattro persone. Per questa quantità sono da considerarsi gli ingredienti indicati nelle ricette. In caso di necessità di modificare la porzione, si consiglia di adeguare proporzionalmente le dosi degli ingredienti. Si raccomanda inoltre di seguire attentamente le istruzioni di preparazione e cottura per ottenere il miglior risultato. Nel contesto di questo libro, quando ci riferiamo a "una tazza" come unità di misura degli ingredienti, intendiamo l'uso di una normale tazza da cucina con una capacità di circa 240 millilitri. È essenziale utilizzare un misurino per ottenere le giuste quantità di ingredienti. Se non disponete di un misurino, potete utilizzare un misurino graduato, facendo attenzione a corrispondere correttamente alle proporzioni indicate. Ecco alcuni esempi 1Tazza di farina 100 gr. 1Tazza di riso 200 gr. 1Tazza di Quinoa 200 gr

RICETTE PRIMI PIATTI

RICETTE SECONDI PIATTI

INTRODUZIONE INSULINA RESISTENZA

L'insulino resistenza è una condizione in cui le cellule del corpo diventano meno sensibili all'insulina, un ormone prodotto dal pancreas che regola i livelli di zucchero nel sangue. Quando le cellule non rispondono adeguatamente all'insulina, il corpo cerca di compensare producendo più insulina. Questo può portare a livelli elevati di zucchero nel sangue e, nel tempo, può contribuire allo sviluppo di diabete di tipo 2 e altre complicazioni metaboliche. Importanza della dieta nella gestione dell'insulino resistenza Una delle strategie più efficaci per gestire l'insulino resistenza è attraverso la dieta. La scelta di alimenti adeguati può migliorare la sensibilità all'insulina, aiutare a mantenere livelli di zucchero nel sangue stabili e prevenire complicazioni.

Una dieta vegetariana, in particolare, può essere molto benefica grazie al suo alto contenuto di fibre, antiossidanti e nutrienti essenziali, oltre a ridurre il consumo di grassi saturi che possono aggravare la resistenza all'insulina. Obiettivi del libro Questo libro si propone di: 1. Educare i lettori sull'insulino resistenza, le sue cause, i sintomi e le conseguenze a lungo termine. 2. Fornire una guida dettagliata su come una dieta vegetariana ben bilanciata può aiutare a gestire e migliorare la resistenza all'insulina. 3. Offrire consigli pratici, ricette e piani alimentari per facilitare l'adozione di uno stile di vita sano e sostenibile. 4. Motivare i lettori a fare scelte alimentari consapevoli per migliorare la loro salute generale e prevenire malattie croniche legate alla resistenza all'insulina.

COMPRENDERE L'INSULINO RESISTENZA

Definizione e cause dell'insulino resistenza L'insulino resistenza è una condizione metabolica in cui le cellule del corpo, principalmente i muscoli, il fegato e il tessuto adiposo, diventano meno sensibili all'azione dell'insulina. L'insulina è un ormone essenziale per il metabolismo dei carboidrati, dei grassi e delle proteine. Le cause dell'insulino resistenza sono multifattoriali e includono: 1. Genetica: La predisposizione genetica può giocare un ruolo significativo nello sviluppo dell'insulino resistenza. 2. Obesità: Un eccesso di grasso corporeo, soprattutto viscerale, è fortemente associato all'insulino resistenza. 3. Sedentarietà: La mancanza di attività fisica riduce la sensibilità delle cellule all'insulina. 4. Dieta povera: Un'alimentazione ricca di zuccheri raffinati, grassi saturi e povera di fibre contribuisce allo sviluppo dell'insulino resistenza. 5. Stress: Lo stress cronico e i suoi effetti ormonali possono influire negativamente sulla sensibilità all'insulina. 6. Disturbi del sonno: Un sonno insufficiente o di scarsa qualità è associato a un aumentato rischio di insulino resistenza. Sintomi e diagnosi L'insulino resistenza può essere asintomatica per molti anni. Tuttavia, alcuni segni e sintomi possono indicare la presenza di questa condizione: 1. Aumento della fame: Sensazione di fame costante nonostante l'assunzione di cibo. 2. Aumento di peso: Particolarmente nell'area addominale. 3. Affaticamento: Sensazione di stanchezza persistente. 4. Difficoltà di concentrazione: Confusione mentale o difficoltà a mantenere l'attenzione. 5. Oscuramento della pelle: Acanthosis nigricans, caratterizzata da aree di pelle scura e ispessita, spesso sul collo o sotto le ascelle.

Per diagnosticare l'insulino resistenza, i medici possono utilizzare diversi test: 1. Misurazione della glicemia a digiuno: Livelli elevati di zucchero nel sangue a digiuno possono indicare resistenza all'insulina. 2. Test di tolleranza al glucosio orale (OGTT): Misura la risposta del corpo a un carico di glucosio. 3. Livelli di insulina a digiuno: Elevati livelli di insulina a digiuno possono indicare resistenza all'insulina. 4. Indice HOMAIR: Calcolato utilizzando i valori di glicemia e insulina a digiuno, fornisce un'indicazione della sensibilità all'insulina.

PRINCIPI NUTRIZIONALI BILANCIAMENTO DEI MACRONUTRIENTI

Un approccio nutrizionale bilanciato è essenziale per gestire l'insulino resistenza. Ecco come i macronutrienti—carboidrati, proteine e grassi—devono essere bilanciati per supportare la sensibilità all'insulina e mantenere stabili i livelli di zucchero nel sangue. 1. Carboidrati I carboidrati sono la principale fonte di energia per il corpo, ma è importante scegliere quelli giusti per evitare picchi glicemici. Carboidrati Complessi: Cereali Integrali: Avena, quinoa, farro, riso integrale. Legumi: Lenticchie, ceci, fagioli. Verdure: Particolarmente quelle non amidacee come spinaci, broccoli, cavolfiori. Carboidrati Semplici: Limitare: Zuccheri raffinati, bevande zuccherate, dolci e prodotti da forno industriali. Frutta: Preferire frutta intera a succhi di frutta per il contenuto di fibre. Indice Glicemico (IG): Preferire Alimenti a Basso IG: Alimenti che rilasciano glucosio lentamente nel sangue, mantenendo stabili i livelli di zucchero. Esempi di Alimenti a Basso IG: Orzo, lenticchie, mele, pere. 2. Proteine Le proteine sono essenziali per la crescita, la riparazione dei tessuti e il mantenimento della massa muscolare. Fonti di Proteine Magre: Carni Bianche: Pollo, tacchino senza pelle. Pesce: Particolarmente ricco di acidi grassi omega3 come salmone, sgombro, sardine. Uova: Fonte completa di proteine e altri nutrienti. Legumi: Fagioli, lenticchie, piselli. Prodotti Lattierocaseari a Basso Contenuto di Grassi: Yogurt greco, ricotta, latte scremato. Proteine Vegetali: Tofu, tempeh, seitan, noci e semi. Quantità Raccomandate: Porzione Adeguata: Circa il 20/30% delle calorie giornaliere dovrebbe provenire dalle proteine, in base alle esigenze individuali e al livello di attività fisica.

3. Grassi I grassi sono cruciali per la salute ormonale e l'assorbimento delle vitamine liposolubili. Tuttavia, non tutti i grassi sono uguali. Grassi Sani: Grassi Monoinsaturi: Olio d'oliva, avocado, noci, semi. Grassi Polinsaturi: Olio di pesce, semi di lino, semi di chia. Acidi Grassi Omega3: Essenziali per ridurre l'infiammazione e migliorare la sensibilità all'insulina. Grassi Saturi e Trans: Limitare: Grassi saturi (presenti in carne rossa, burro, formaggi) e evitare i grassi trans (presenti in prodotti da forno industriali e alimenti fritti). Quantità Raccomandate: Porzione Adeguata: Circa il 25/35% delle calorie giornaliere dovrebbe provenire dai grassi, privilegiando quelli insaturi. 4. Fibre Le fibre sono essenziali per una buona digestione e per mantenere stabili i livelli di zucchero nel sangue. Fibre Solubili: Fonti: Avena, mele, carote, agrumi. – Benefici: Rallentano l'assorbimento del glucosio e migliorano la sensibilità all'insulina. Fibre Insolubili: Fonti: Cereali

integrali, noci, verdure a foglia verde.
Benefici: Migliorano la salute intestinale e
prevengono la stitichezza. Assunzione
Raccomandata: Quantità: Circa 25/30
grammi al giorno per le donne e 30/38
grammi al giorno per gli uomini. Esempio di
Pianificazione dei Pasti Colazione: Porridge
di avena con frutta fresca e noci. Pranzo:
Insalata di quinoa con ceci, avocado, spinaci
e pomodori. Filetto di salmone grigliato con
broccoli e riso integrale. Cena: Peperoni
ripieni di tacchino macinato e verdure.
Stirfry di tofu con verdure miste e riso
integrale. Snack: Bastoncini di carote con
hummus. Mela con burro di mandorle.
Bilanciare i macronutrienti in modo
appropriato può migliorare
significativamente la gestione dell'insulino
resistenza, aiutando a mantenere i livelli di
zucchero nel sangue stabili e promuovendo
una salute ottimale.

BENEFICI DELLA DIETA INSULINA RESISTENZA

Adottare una dieta specifica per l'insulina resistenza può portare a numerosi benefici per la salute. Ecco alcuni dei principali vantaggi che le persone possono ottenere: Miglioramento della Sensibilità all'Insulina 1. Riduzione della Resistenza: Una dieta equilibrata può ridurre la resistenza all'insulina, facilitando il trasporto del glucosio nelle cellule e mantenendo i livelli di zucchero nel sangue sotto controllo. 2. Stabilizzazione dei Livelli di Glucosio: Evitare picchi glicemici aiuta a mantenere i livelli di zucchero nel sangue stabili, prevenendo sintomi come stanchezza, irritabilità e fame improvvisa. Perdita di Peso e Controllo del Peso 1. Riduzione del Grasso Viscerale: Una dieta ricca di fibre e povera di carboidrati raffinati può aiutare a ridurre il grasso viscerale, che è strettamente legato all'insulino resistenza.

2. Aumento della Sazietà: Alimenti ricchi di fibre e proteine possono aumentare la sensazione di sazietà, riducendo l'assunzione calorica complessiva e facilitando la perdita di peso. Miglioramento della Salute Cardiovascolare 1. Riduzione del Colesterolo e dei Trigliceridi: Alimenti a basso indice glicemico e grassi sani possono ridurre i livelli di colesterolo LDL (cattivo) e trigliceridi, migliorando la salute del cuore. 2. Regolazione della Pressione Sanguigna: Una dieta equilibrata e ricca di nutrienti può contribuire a mantenere la pressione sanguigna entro limiti normali. Prevenzione del Diabete di Tipo 2 1. Riduzione del Rischio: Gestire l'insulino resistenza con una dieta appropriata può ridurre significativamente il rischio di sviluppare il diabete di tipo 2. 2. Gestione Prediabete: Per coloro che sono prediabetici, una dieta mirata può invertire la condizione e prevenire la progressione verso il diabete.

Miglioramento dell'Energia e del Benessere Generale 1. Aumento dell'Energia: Evitare i picchi glicemici e mantenere i livelli di zucchero nel sangue stabili porta a un aumento costante dei livelli di energia. 2. Miglioramento del Benessere Mentale: Una dieta bilanciata può migliorare l'umore, ridurre lo stress e aumentare la chiarezza mentale. Miglioramento della Funzione Digestiva 1. Aumento dell'Assunzione di Fibre: Una dieta ricca di fibre favorisce la salute intestinale, migliorando la digestione e prevenendo la stitichezza. 2. Equilibrio della Flora Intestinale: Alimenti probiotici e prebiotici aiutano a mantenere un microbioma intestinale sano, che è collegato alla salute metabolica.Supporto al Sistema Immunitario 1. Nutrienti Essenziali: Una dieta ricca di vitamine, minerali e antiossidanti può rafforzare il sistema immunitario, proteggendo il corpo dalle malattie.

2. Riduzione dell'Infiammazione: Alimenti antiinfiammatori possono ridurre l'infiammazione cronica, che è un fattore di rischio per molte malattie croniche. Longevità e Qualità della Vita **1. Aumento della Longevità:** Una dieta sana e bilanciata può contribuire a una vita più lunga e sana, riducendo il rischio di malattie croniche. **2. Miglioramento della Qualità della Vita:** Gestire efficacemente l'insulina resistenza migliora la qualità della vita, consentendo alle persone di vivere in modo più attivo e soddisfacente.

CONCLUSIONE E FUTURO DELLA DIETA

Riflessione Finale Il viaggio verso la gestione dell'insulino resistenza attraverso la dieta è un percorso di consapevolezza, educazione e cambiamenti sostenibili nello stile di vita. Comprendere l'importanza del bilanciamento dei macronutrienti, scegliere alimenti a basso indice glicemico, integrare l'attività fisica e adottare abitudini sane sono passi fondamentali per migliorare la sensibilità all'insulina e prevenire complicazioni a lungo termine. Punti Chiave del Libro: Comprendere l'Insulino Resistenza: Definizione, cause, sintomi e implicazioni per la salute. Principi Nutrizionali: Bilanciamento dei macronutrienti, importanza delle fibre, scelta di alimenti a basso indice glicemico. Esempi di Piani Alimentari: Idee pratiche per pasti equilibrati e nutrienti. Ruolo dell'Attività Fisica:

Tipi di esercizi consigliati e loro benefici. Stile di Vita Sano: Gestione dello stress, qualità del sonno e altre abitudini salutari. Testimonianze: Storie di successo di persone che hanno migliorato la loro condizione. Guardando al Futuro Evoluzione della Dieta per l'Insulino Resistenza: Ricerca e Innovazione: La scienza della nutrizione è in continua evoluzione. Nuove ricerche possono fornire ulteriori informazioni su come migliorare la gestione dell'insulino resistenza. Personalizzazione: La dieta personalizzata basata su analisi genetiche e biomarcatori individuali può diventare sempre più accessibile e diffusa. Tecnologia e App: L'uso di app per il monitoraggio della dieta, del livello di glucosio e dell'attività fisica può offrire un supporto continuo e personalizzato. Consigli per il Lungo Termine: Educazione Continua: Rimanere aggiornati sulle ultime ricerche e consigli nutrizionali per adattare e migliorare la dieta.

RICETTE ANTIPASTI

BRUSCHETTE CON POMODORO E BASILICO

Tempo di preparazione: 10 minuti

Tempo di cottura: 15 minuti

Dosi per 2 persone:

Ingredienti:

4 fette di pane raffermo

2 pomodori maturi, tagliati a cubetti

1/2 cipolla rossa, tritata finemente

1 spicchio d'aglio, tritato finemente

2 cucchiai di olio extravergine d'oliva

1 cucchiaio di aceto balsamico

10 foglie di basilico fresco, tritate

Sale q.b.

Pepe nero macinato fresco q.b.

Preparazione:

Preriscaldare il forno a 180°C. Disporre le fette di pane raffermo su una teglia da forno. In una ciotola capiente, unire i pomodori tagliati a cubetti, la cipolla rossa tritata finemente, l'aglio tritato finemente, l'olio extravergine d'oliva, l'aceto balsamico, il basilico fresco tritato, un pizzico di sale e una macinata di pepe nero. Mescolare bene il tutto e spalmare il composto di pomodoro su ogni fetta di pane. Cuocere in forno per circa 15 minuti, o fino a quando le bruschette saranno dorate e croccanti. Sfornare le bruschette e servirle subito.

Valori nutrizionali (per porzione):

Calorie: 250 kcal

Grassi: 12 g

Proteine: 6 g

Carboidrati: 30 g

HUMMUS DI CECI CON VERDURE CROCCANTI

Tempo di preparazione: 15 minuti

Tempo di cottura: 1 ora

(se si usano ceci secchi)

Dosi per 2 persone:

Ingredienti:

200 g di ceci secchi

(o 400 g di ceci in scatola)

1 spicchio d'aglio

1/2 succo di limone

2 cucchiai di tahini

2 cucchiai di olio extravergine d'oliva

1/4 di cucchiaino di cumino in polvere

Sale q.b.

Pepe nero macinato fresco q.b.

Verdure crude per accompagnare

(ad esempio, carote, sedano, peperoni)

Preparazione:

Se si utilizzano ceci secchi, sciacquarli e metterli in ammollo in acqua fredda per almeno 8 ore. Cuocere i ceci in acqua bollente per circa 1 ora, o fino a quando saranno teneri. Scolare i ceci e sciacquarli sotto acqua corrente. In un robot da cucina o in un frullatore, unire i ceci cotti, l'aglio, il succo di limone, il tahini, l'olio extravergine d'oliva, il cumino in polvere, un pizzico di sale e una macinata di pepe nero. Frullare il tutto fino a ottenere un composto liscio e cremoso. Se necessario, aggiungere un po' di acqua per diluire l'hummus. Trasferire l'hummus in una ciotola e servire con le verdure crude tagliate a bastoncino. Valori nutrizionali (per porzione):

Calorie: 350 kcal Grassi: 15 g

Proteine: 18 g Carboidrati: 40 g

INSALATA DI QUINOA E AVOCADO

Tempo di preparazione: 15 minuti

Tempo di cottura: 15 minuti

Dosi per 2 persone:

Ingredienti:

1 tazza di quinoa sciacquata

2 tazze di acqua

1 avocado maturo, tagliato a cubetti

1/2 tazza di pomodori ciliegini, tagliati a metà

1/4 di tazza di cetriolo, tagliato a cubetti

1/4 di tazza di feta sbriciolata

2 cucchiai di olive nere, snocciolate e tagliate a rondelle

2 cucchiai di olio extravergine d'oliva

1 cucchiaio di succo di limone

1/2 cucchiaino di origano secco

Sale q.b.

Pepe nero macinato fresco q.b.

Preparazione:

Sciacquare la quinoa sotto acqua corrente per eliminare la saponina. In una pentola media, unire la quinoa sciacquata e l'acqua. Portare a bollore, quindi ridurre la fiamma, coprire e cuocere per 15 minuti, o fino a quando la quinoa non avrà assorbito tutto il liquido e i germogli non saranno visibili. Togliere la pentola dal fuoco e far riposare la quinoa per 5 minuti con il coperchio ancora chiuso. Sgranare la quinoa con una forchetta per separare i chicchi. In una ciotola capiente, unire la quinoa cotta, l'avocado tagliato a cubetti, i pomodori ciliegini tagliati a metà, il cetriolo tagliato a cubetti, la feta sbriciolata e le olive nere tagliate a rondelle.

Condire con olio extravergine d'oliva, succo di limone, origano secco, sale e pepe nero macinato fresco. Mescolare bene il tutto e servire subito. Valori nutrizionali (per porzione):

Calorie: 450 kcal (circa)

Grassi: 20 g

Proteine: 18 g

Carboidrati: 50 g

CAPRESE CON MOZZARELLA DI BUFALA E POMODORINI

Tempo di preparazione: 10 minuti

Tempo di cottura: 0 minuti

Dosi per 2 persone:

Ingredienti:

250 g di mozzarella di bufala fresca

500 g di pomodorini

Basilico fresco

Olio extravergine d'oliva

Sale q.b.

Pepe nero macinato fresco q.b.

Preparazione:

Lavare i pomodorini e tagliarli a fette.
Tagliare la mozzarella di bufala a fette.
Disporre i pomodorini e la mozzarella di
bufala a strati su un piatto da portata.
Guarnire con foglie di basilico fresco.
Condire con olio extravergine d'oliva, un
pizzico di sale e una macinata di pepe nero.
Per un sapore più intenso, puoi utilizzare
pomodorini di stagione maturi al punto
giusto. Puoi aggiungere all'insalata anche
altri ingredienti, come olive, capperi o
origano. Servire immediatamente.

Valori nutrizionali (per porzione):

Calorie: 400 kcal (circa)

Grassi: 25 g

Proteine: 25 g

Carboidrati: 30 g

FRITTELLE DI ZUCCHINE AL FORNO

Tempo di preparazione: 20 minuti

Tempo di cottura: 20/25 minuti

Dosi per 2 persone:

Ingredienti:

2 zucchine medie, grattugiate

50 g di farina 00

2 uova

50 g di parmigiano grattugiato

50 ml di latte

1 spicchio d'aglio, tritato finemente

1 ciuffo di prezzemolo fresco, tritato

Sale q.b.

Pepe nero macinato fresco q.b.

Olio extravergine d'oliva per ungere

Preparazione:

Preriscaldare il forno a 180°C. In una ciotola capiente, unire le zucchine grattugiate, la farina, le uova, il parmigiano grattugiato, il latte, l'aglio tritato, il prezzemolo tritato, un pizzico di sale e una macinata di pepe nero. Mescolare bene il tutto fino a ottenere un composto omogeneo. Foderare una teglia da forno con carta da forno e ungerla con un filo d'olio extravergine d'oliva. Con un cucchiaio, formare delle piccole frittelle con il composto di zucchine e disporle sulla teglia. Cuocere in forno per circa 20/25 minuti, o fino a quando le frittelle saranno dorate e croccanti. Sfornare le frittelle di zucchine e servirle calde. Valori nutrizionali (per porzione):

Calorie: 250 kcal (circa)

Grassi: 15 g

Proteine: 10 g

Carboidrati: 25 g

TARTARE DI SALMONE E AVOCADO

Tempo di preparazione: 15 minuti

Tempo di cottura: 0 minuti

Dosi per 2 persone:

Ingredienti:

200 g di salmone fresco abbattuto,

privato della pelle e delle spine

1 avocado maturo

1/2 cipolla rossa, tritata finemente

1 cucchiaio di succo di limone

1 cucchiaio di olio extravergine d'oliva

Sale q.b.

Pepe nero macinato fresco q.b.

Capperi per guarnire (facoltativo)

Preparazione:

Con un coltello affilato, tritare finemente il salmone fresco. In una ciotola capiente, unire il salmone tritato, l'avocado tagliato a cubetti, la cipolla rossa tritata finemente, il succo di limone, l'olio extravergine d'oliva, un pizzico di sale e una macinata di pepe nero. Mescolare bene il tutto con un cucchiaio fino a ottenere un composto omogeneo. Servire la tartare di salmone e avocado su un letto di insalata verde o su crostini di pane. Guarnire con capperi (facoltativo).

Valori nutrizionali (per porzione):

Calorie: 400 kcal (circa)

Grassi: 30 g

Proteine: 25 g

Carboidrati: 5 g

SPIEDINI DI MELONE E PROSCIUTTO

Tempo di preparazione: 10 minuti

Tempo di cottura: 0 minuti

Dosi per 4 persone:

Ingredienti:

500 g di melone

200 g di prosciutto crudo

10 foglie di menta fresca

Sale q.b.

Pepe nero macinato fresco q.b.

Preparazione:

Tagliare il melone a cubetti di circa 2 cm. Piegare a metà le fette di prosciutto crudo. Infilzare su uno spiedino un cubetto di melone, una fetta di prosciutto crudo piegata a metà e una foglia di menta. Ripetere il procedimento fino a completare gli spiedini. Condire con un pizzico di sale e una macinata di pepe nero. Servire gli spiedini di melone e prosciutto crudo freddi.

Valori nutrizionali (per porzione):

Calorie: 200 kcal (circa)

Grassi: 10 g

Proteine: 15 g

Carboidrati: 20 g

CROSTINI DI POLENTA CON FUNGHI

45

Tempo di preparazione: 20 minuti

Tempo di cottura: 30 minuti

Dosi per 4 persone:

Ingredienti:

300 g di farina di mais per polenta

1 litro di acqua

Sale q.b.

300 g di funghi misti

1 spicchio d'aglio, tritato finemente

2 cucchiai di olio extravergine d'oliva

Preparazione:

In una pentola capiente, portare ad ebollizione l'acqua salata. Versare a pioggia la farina di mais e mescolare con una frusta per evitare i grumi. Cuocere la polenta per circa 30 minuti, mescolando di tanto in tanto, fino a ottenere un composto denso e cremoso. Versare la polenta su un tagliere di legno e stenderla con un cucchiaio umido a uno spessore di circa 1 cm. Lasciar raffreddare la polenta completamente. Tagliare la polenta a quadratini e grigliarli leggermente su una padella antiaderente. In una padella, scaldare l'olio extravergine d'oliva e soffriggere l'aglio tritato per un minuto.

Aggiungere i funghi misti tagliati a fettine e cuocere per circa 10 minuti, o fino a quando saranno teneri. Salare e pepare a piacere. Disporre i funghi sui crostini di polenta e Servire.

Consigli

Per un sapore più intenso, puoi utilizzare dei funghi porcini o altri funghi selvatici. Puoi aggiungere all'insalata di funghi anche altri ingredienti, come olive, pomodorini o peperoni.

Valori nutrizionali (per porzione):

Calorie: 350 kcal (circa)

Grassi: 15 g

Proteine: 10 g

Carboidrati: 45 g

CARPACCIO DI ZUCCHINE CON PARMIGIANO

Tempo di preparazione: 15 minuti

Tempo di cottura: 0 minuti

Dosi per 2 persone:

Ingredienti:

2 zucchine medie

100 g di parmigiano

Basilico fresco

Olio extravergine d'oliva

Sale q.b.

Pepe nero macinato fresco q.b.

Preparazione:

Lavare le zucchine e asciugarle con un canovaccio pulito. Con una mandolina o un affettatrice, tagliare le zucchine a fettine sottili come un carpaccio. Disporre le fettine di zucchine su un piatto da portata. Tagliare il parmigiano a scaglie con un pelapatate. Distribuire le scaglie di parmigiano sulle zucchine. Guarnire con foglie di basilico fresco. Condire con un filo d'olio extravergine d'oliva, un pizzico di sale e una macinata di pepe nero. Servire il carpaccio di zucchine con parmigiano immediatamente.

Valori nutrizionali (per porzione):

Calorie: 150 kcal (circa)

Grassi: 10 g

Proteine: 5 g

Carboidrati: 10 g

INVOLTINI DI MELANZANE CON RICOTTA E NOCI

Tempo di preparazione: 30 minuti

Tempo di cottura: 45 minuti

Dosi per 4 persone:

Ingredienti:

2 melanzane medie

250 g di ricotta

50 g di noci tritate

50 g di parmigiano grattugiato

1 uovo

Basilico fresco

Olio extravergine d'oliva

Sale q.b.

Pepe nero macinato fresco q.b.

Preparazione:

Lavare le melanzane e tagliarle a fette nel senso della lunghezza di circa 1 cm di spessore. Grigliare le fette di melanzana su una griglia calda per circa 5 minuti per lato, o fino a quando saranno morbide. In una ciotola capiente, unire la ricotta, le noci tritate, il parmigiano reggiano grattugiato, l'uovo, un pizzico di sale e una macinata di pepe nero. Amalgamare bene il tutto fino a ottenere un composto omogeneo. Distribuire il composto di ricotta su ogni fetta di melanzana grigliata. Arrotolare le fette di melanzana su se stesse per formare degli involtini. Disporre gli involtini di melanzana in una teglia da forno. Condire con un filo d'olio extravergine d'oliva e guarnire con foglie di basilico fresco.

Cuocere in forno preriscaldato a 180°C per circa 20 minuti, o fino a quando gli involtini saranno dorati. Sfornare gli involtini di melanzane con ricotta e noci e servirli caldi o tiepidi.

Consigli:

Per un sapore più intenso, puoi aggiungere al composto di ricotta anche del formaggio pecorino grattugiato. Puoi utilizzare le noci tritate anche per decorare gli involtini prima di servirli.

Valori nutrizionali (per porzione):

Calorie: 350 kcal (circa)

Grassi: 20 g

Proteine: 20 g

Carboidrati: 30 g

RICETTE
PRIMI PIATTI

RISOTTO ALLA MELE VERDE

Tempo 50 min

ingredienti

4 porzioni

360 gr di riso Carnaroli

uno scalogno

una mela Granny Smith biologica

Limone

zucchero

Vino bianco secco

foglie di menta

brodo vegetale

olio extravergine d'oliva

sale, pepe nero

Preparazione

Per la ricetta del risotto alla mela verde, sbucciate la mela, conservando la buccia, e dividetela in 6 spicchi. Cuocetela in una pentola con acqua acidulata con il succo di mezzo limone per 1520 minuti, poi scolatela bene e frullate la mela. Tagliare le bucce di mela a listarelle molto sottili. Portare a ebollizione 2 cucchiai di acqua con 2 cucchiai di zucchero; spegnete, fate raffreddare, immergete le bucce di mela, mescolate bene e lasciate riposare. Mondate e tritate lo scalogno. Fatela soffriggere in padella con un filo d'olio, poi aggiungete un cucchiaio di brodo e fatela stufare per 2 minuti mescolando. Tostare il riso in una padella anti grasso per circa 3 minuti, quindi bagnare con mezzo bicchiere di vino molto freddo;

Quando il vino sarà evaporato, coprite il riso
a filo con il brodo bollente, aggiungete lo
scalogno e un cucchiaio d'olio e continuate la
cottura per 15 minuti, aggiungendo di tanto
in tanto un mestolo di brodo. Quando il riso
sarà cotto e asciutto, aggiungete la purea di
mele e mescolate energicamente fino a
mantecare. Aggiustate di sale e condite con
un filo d'olio a crudo. Distribuire il risotto
nei piatti e guarnirlo con le bucce di mela
sciroppate, qualche fogliolina di menta e una
generosa macinata di pepe nero.

MINESTRONE DI PRIMAVERA

Tempo 40 min

ingredienti

68 porzioni

350 g di zucchine

350 g di patate novelle

250 g di pomodorini rossi

150 g di fagiolini

150 g di carote gialle

100 g taccole

100 g di sedano

100 g di carote

martora, timo, menta

brodo vegetale, sale

Preparazione

Per la ricetta del minestrone primaverile, sbollentate i pomodorini in acqua bollente salata per un minuto, poi privateli della buccia e tagliateli a metà. Mondate tutte le verdure e tagliatele a pezzetti. Cuocere le patate nel brodo vegetale per 3 minuti, quindi aggiungere le carote; dopo 2 minuti aggiungere il sedano e dopo altri 2 minuti i fagiolini, le taccole e le zucchine; cuocere tutto insieme per altri 10 minuti; infine completare con i pomodorini e cuocere per altri 2 minuti. Spegnere il fuoco e aggiungere maggiorana, timo e foglie di menta in quantità uguali. Aggiustate di sale, condite con un filo di olio a crudo e servite.

PAPPA AL POMODORO
ALLA TOSCANA

Tempo 1h 30min

ingredienti

4 porzioni

1 kg di polpa di pomodori maturi

200 g di pane toscano

3 spicchi d'aglio

basilico

olio extravergine d'oliva

sale

Pepe

Preparazione

Per la ricetta della pappa al pomodoro soffriggere nell'olio l'aglio tritato e un bel ciuffo di basilico fino a quando iniziano a sfrigolare. Aggiungere la polpa di pomodoro schiacciata con una forchetta e aggiustare di sale e pepe. Cuocere a fuoco moderato per circa 20'. Aggiungete il pane tagliato a fette, coprite il tutto con acqua calda e lasciate in infusione per qualche minuto, poi spegnete e lasciate riposare, coperto, per un'ora. Prima di servire, mescolare energicamente per disfare il pane e, se necessario, scaldare la gelatina.

RISOTTO VEGETARIANO

Tempo 40 min

ingredienti

6 porzioni

360 grammi di riso

180 g di zucchine

150 g di carote

150 mg di vino bianco secco

60 g parmigiano grattugiato

60 g di cipolla, sbucciata

40 grammi di burro

prima di indivia belga

1 L di brodo (anche dado)

olio d'oliva, sale

Preparazione

Per la ricetta del risotto vegetariano, mondate, mondate e lavate la scarola. Scolatela e tagliatela a listarelle. Mondate le zucchine e le carote; raschiate quest'ultimo poi riducete entrambe le verdure a cubetti. Tritare la cipolla e metterla ad appassire in 2 cucchiai d'olio, poi unire le verdure e salare leggermente. Quando tutto sarà appassito, aggiungete il riso, alzate la fiamma e fatelo tostare. Bagnatelo poi con il vino e, dopo che questo sarà evaporato, abbassate la fiamma e continuate la cottura del risotto, mescolando spesso e aggiungendo poco alla volta il brodo caldo. Spegnere quando il riso è leggermente al dente e ancora ondulato e mantecare con il burro e il parmigiano. Coprite e lasciate riposare per un paio di minuti prima di servire il risotto su un piatto adatto.

CAVOLFIORE ALL'ARANCIA E SALSA DI RAVANELLO NERO

Tempo 1h

ingredienti

4 persone

500 g di cavolfiore verde

200 g ravanello nero

1 mela golden media

1 arancia

zucchero, sale

olio extravergine d'oliva

aceto di mele

Preparazione

Per la ricetta del cavolfiore con salsa di arance e ravanelli, sbucciate i ravanelli e la mela e grattugiate finemente. Raccogliete in una ciotola e condirli con 1 cucchiaio di aceto di mele e 2 cucchiai di olio, 1 cucchiaino di zucchero e uno di sale. Pulite il cavolfiore eliminando le foglie più spesse. Cuocetela in acqua bollente salata con la buccia d'arancia, il succo e il resto degli agrumi. Dopo 15/20 minuti scolatela e tenete da parte l'arancia e la sua buccia. Irrorate una teglia, foderata con carta da forno, con 5 cucchiai di olio, adagiate il cavolfiore, e condite con sale e 2 cucchiai di olio. Per tenere in piedi il cavolfiore aiutatevi con le fettine e la buccia d'arancia. Cuocere a 200°C per 15 minuti nel ripiano più alto del forno; continuare con la modalità grill per 5/7 minuti, fino a quando non si forma una crosticina dorata. Servire ben caldo con la salsa. Il cavolfiore si conserva in frigo per 3 giorni ed è buono anche freddo, in insalata, magari rinforzato con tonno sott'olio e olive.

LASAGNE VEGETARIANE

Tempo 1h 40min

ingredienti

Porzioni da 6 persone

Per la salsa di verdure

600 g di pasta fresca per lasagne

400 g di pomodori

300 g di lenticchie

300 grammi di porro

100 g di carote

2 scalogni

peperoncino fresco, timo

Vino bianco secco

Rosmarino

olio extravergine d'oliva

brodo vegetale, sale e pepe

Completare

1 litro di besciamella

formaggio pecorino

olio extravergine d'oliva

Preparazione

Per la salsa di verdure, mettere a bagno le lenticchie in acqua fredda per 1 ora. Sbucciare e tritare le carote, i porri e lo scalogno. Preparare un mazzetto aromatico con timo, rosmarino e 1/2 peperoncino fresco. Incidere i pomodori con un taglio a croce e sbollentarli per 1 minuto; togliere la pelle e tagliarli a pezzetti.

Soffriggere le verdure tritate in una casseruola con 4 cucchiai di olio per 34 minuti; unire le lenticchie, sfumare con 1 bicchiere di vino, unire il bouquet garni, mescolare e cuocere per altri 34 minuti; unire i pomodori a pezzetti, cuocere per 5 minuti, quindi bagnare con un mestolo di brodo, sale, pepe e cuocere per altri 16/18 minuti. Per completare, comporre le lasagne con il «ragù» e la besciamella, finendo con uno strato di lenticchie, listarelle di pecorino e un filo d'olio; cuocere in forno ventilato a 190 °C per 15 minuti.

RISOTTO CON PISELLI

Tempo 25 min

ingredienti

1 porzione

200 g di brodo vegetale

60 gr di riso Carnaroli

30 g di piselli sgusciati

20 g di cipolla rossa

2 cucchiaini di extra

olio vergine d'oliva

prezzemolo

Preparazione

Per preparare il risotto con i piselli scaldate il brodo vegetale. Tritate finemente la cipolla, fatela imbiondire nell'olio senza farla imbiondire, aggiungete i piselli sgusciati, fateli insaporire per un minuto, quindi bagnateli con un cucchiaio di brodo caldo. Fateli cuocere per 5 minuti, poi aggiungete il riso e proseguite la cottura con il restante brodo bollente. Il risotto sarà pronto dopo circa 15/18 minuti e dovrà risultare molto morbido. Servitela subito, completando con un pizzico di prezzemolo tritato. Si possono usare anche i piselli surgelati: in questo caso aggiungete alla cipolla contemporaneamente riso e piselli.

PAKCHOI ALL'ORIENTALE

Tempo 30 min

ingredienti

4 porzioni

150 g di salsa tamari

30 g di succo di limone

20 g mirina

8 g di amido di mais

2 pakchoi

Limone

zucchero

Rosmarino

olio extravergine d'oliva

sesamo

Preparazione

Per la ricetta del pakchoi orientale, dividete i pakchoi a metà nel senso della lunghezza, tagliate la base e sbollentarli in acqua bollente per 23 minuti, tenendo le foglie fuori dall'acqua. Scolateli, uniteli bene con l'olio e grigliate per 2 minuti per lato. Portare a ebollizione la salsa tamari con 50 g di acqua, succo di limone e mirin. Diluire la maizena con un po' d'acqua e unirla alla salsa, con un cucchiaino di zucchero e un pizzico di scorza di limone grattugiata finemente. Continuare la cottura per 12 minuti, mescolando. Tostare in padella 3 cucchiai di semi di sesamo e distribuirli sul pakchoi, insieme a foglie di rosmarino. Servire la salsa a parte.

ZUCCA AL FORNO CON CAVOLO E NOCCIOLE

Tempo 1h

ingredienti

4 persone

850 g di zucca biologica

300 g di foglie di cavolo intere

50 g di nocciole

1 piccola cipolla dorata

olio extravergine d'oliva

zucchero

Rosmarino

vino bianco

sale pepe

Preparazione

Per la ricetta della zucca al forno con verza e nocciole, schiacciate una parte delle nocciole con la lama piatta del coltello per spezzarle a metà, lasciando l'altra intera. Tostarli in forno a 200°C per 5 minuti. Pulite la zucca dai semi e dalla barba interna ma lasciate la scorza; tagliarlo a fette spesse circa 5 mm. Pulite la cipolla privandola delle teste ma lasciandola condita con uno strato di buccia; tagliarlo a spicchi. Disponete la zucca su una teglia ricoperta di carta da forno e irrorate con 4 cucchiai di olio. Assicurati che le fette non si sovrappongono. Sbucciate gli spicchi di cipolla e disponete le foglie qua e là nella padella. Condire il tutto con 4 cucchiai di olio, 2 pizzichi di sale e rametti di rosmarino e infornare a 200°C per 30 minuti.

Sbollentare le foglie di verza intere in acqua bollente salata per 34 minuti, avendo cura di tenerle sott'acqua (se necessario aiutarsi con un mestolo). Poi scolatele e raffreddarle in acqua molto fredda. Scolateli molto bene e disponetevi leggermente sovrapposti su una teglia ricoperta di carta da forno e leggermente unta. Irrorare la verza con 3 cucchiai di olio e 3 cucchiai di vino bianco, aggiungere un pizzico di sale e un pizzico di zucchero e cuocere in forno a 200°C per circa 10 minuti. Servire la zucca ben calda sulla verza, spolverare con le nocciole e completare con il pepe. La scorza è molto gustosa e si può mangiare (se la zucca è biologica).

TIMBALLO FREDDO VEGETARIANO

Tempo 1h 50min

ingredienti

6 persone

Zucchine

130 g di zucchine gialle

130 g di zucchine verdi

130 g di zucchine trombetta

130 g di zucchine alla romana

sale, olio extravergine di oliva

La pasta

1 kg di pomodori, 500 g di bucatini

250 g di stracciatelle

50 g di olive nere snocciolate

40 g di capperi dissalati

½ cipollotto, origano essiccato

olio extravergine di oliva, finocchio

zucchero, basilico, sale e pepe

Preparazione

Per le zucchine, sbucciare tutte le zucchine e tagliarle a fette spesse 34 mm. Cospargete una padella capiente con un po' di sale, disponete uno strato di fette di zucchine e cuocete per 23 minuti in modo che rimangano croccanti. Ripetere fino a terminare le zucchine (non devono essere sovrapposte durante la cottura). Disponetele in una pirofila, conditele con 60/100 g di olio e fatele raffreddare. Per la pasta tagliare i pomodorini in 4 spicchi, privarli dei semi e disporli su una teglia rivestita di carta da forno; condire generosamente con olio, sale, zucchero e origano essiccato. Infornare a 160°C per circa 40 minuti. Raccogliere capperi, olive e abbondanti erbe tritate grossolanamente (finocchi, basilico, origano)

in una ciotola e condire con 30 g di olio.
Togliere i pomodori dal forno e frullare con
1/2 cipollotto, aggiustare di sale e pepe e
versare nella ciotola con i capperi e le olive.
Lessare la pasta e scolarla al dente, unirla al
condimento nella ciotola e mescolare con
cura. Foderare uno stampo da zuccotto (ø 20
cm, h 10 cm) con pellicola trasparente, e
ricoprire tutta la superficie interna dello
stampo con le fettine di zucchina facendole
aderire bene alla pellicola. Mettete metà
della pasta nello stampo, aggiungete la
stracciatella, coprite con il resto della pasta,
pressate leggermente e chiudete il fondo con
pellicola; mettere in frigo per 45 ore.
Togliere dal frigo, togliere la pellicola dal
fondo, sformare su un piatto da portata,
togliere la pellicola e servire il timballo
freddo, decorando a piacere con capperi ed
erbe aromatiche.

CAPPELLETTI DI ROMAGNA CON VONGOLE E SPINACI

Tempo 1h 30min + 9h riposo

ingredienti

6 persone

Per Cappelletti

300 g di farina 00

150 g di ricotta fresca

150 g di formaggio morbido

30 g parmigiano grattugiato

3 uova, sale e pepe

noce moscata, prezzemolo

Per la salsa

1 kg vongole

150 g di passata di pomodoro

50 g di spinaci novelli

2 pomodori ramati

Vino bianco secco

olio extravergine d'oliva

aglio, sale, pepe

Preparazione

Per i Cappelletti, formare la fontana con la farina su un piano di legno, mettere al centro le uova, e sbattere con una forchetta, raccogliendo a mano la farina fino a quando non sarà tutta incorporata; quindi lavorare con le mani fino ad ottenere un impasto liscio, morbido ed omogeneo. Copritela con la pellicola trasparente e lasciatela riposare per 30/60 minuti a temperatura ambiente. Mescolare in una ciotola la ricotta e l'eventuale altro formaggio morbido e fresco, con un po' di prezzemolo tritato finemente,

il parmigiano e un po' di noce moscata.
Aggiustare il ripieno con sale e pepe.
Stendere la pasta sottile (12 mm) con il
mattarello o con l'apposita macchinetta,
ricavare dei dischi (ø 67 cm), disporre al
centro di ogni disco 1 cucchiaino di ripieno, e
chiudere sigillando prima le sovrapposizioni
bordi e poi unendo gli angoli formando la
classica forma di un cappello. Mettere a
bagno le vongole in acqua leggermente salata
per 8 ore (conservarle nella parte meno
fredda del frigorifero). Quindi sciacquare e
pulirli. Scaldare 3 cucchiai di olio e 1
spicchio d'aglio in una padella abbastanza
capiente a fuoco alto. Quando l'aglio sarà un
po' colorito, unire le vongole, sfumare con
poco (meno di 1/2 bicchiere) di vino bianco e
coprire con un coperchio per far aprire le
vongole; una volta aperte, toglietele dalla
padella con il loro sugo e togliete l'aglio.

Versare nella stessa padella 2 cucchiai d'olio, scaldare a fuoco alto 1 spicchio d'aglio pulito, quindi unire la passata di pomodoro, ridurre a fuoco medio; quando bolle unire la polpa di pomodoro tagliata a cubetti. Unite nuovamente tutto il sugo liquido delle vongole e lasciate appassire per 5/10 minuti a fuoco vivace. Sgusciare le vongole e unirle al pomodoro in padella. Cuocere per altri 2 minuti. Frullare gli spinaci con un mixer ad immersione, con 2 cucchiai di olio, un pizzico di sale e una macinata di pepe. Tieni da parte. Cuocere i cappelletti in acqua bollente salata fino a quando non vengono a galla. Scolatele e fatele insaporire nella padella con il sugo per 2 minuti. Servire caldo, completare con qualche goccia di pesto di spinaci.

SPAGHETTI ALLO ZAFFERANO, RICCI DI MARE QUINOA CROCCANTE

Tempo 1h

ingredienti

4 persone

360 grammi di spaghetti

50 g di quinoa soffiata

4 ricci di mare

1 spicchio d'aglio

zafferano

colatura di acciughe, limone

zuppa di pesce, olio di semi di girasole

olio extravergine d'oliva

sale e pepe

Preparazione

Per la ricetta degli spaghetti allo zafferano, ricci di mare e quinoa croccante, tostare in una casseruola 30 g di pistilli di zafferano con un pizzico di sale e un filo d'olio. Bagnate con 2 litri di brodo di pesce, portate a bollore e fate cuocere per circa 10 minuti. Spegnete, lasciate riposare per 15 minuti, poi filtrate e fate raffreddare. Rosolare l'aglio in una padella capiente con un filo d'olio e sale per 2 minuti. Eliminate l'aglio, aggiungete il brodo allo zafferano e fatelo ridurre. Cuocere gli spaghetti in acqua bollente salata. Scolatele al dente e versatele nella padella con la salsa allo zafferano. Mantecare la pasta con olio, sale, pepe e gocce di colatura di acciughe. Friggere la quinoa in olio di semi di girasole. Servire gli spaghetti con la quinoa soffiata ei ricci puliti; completare con scorza di limone grattugiata.

SPAGHETTI CON PORCINI
E PECORINO

Tempo 25 min

ingredienti

4 porzioni

350 grammi di spaghetti

100 g di pecorino

4 cappucci ai funghi porcini

olio extravergine d'oliva

sale

pepe in grani

Preparazione

Per la ricetta degli spaghetti al pecorino, scaldate l'acqua in una pentola capiente e, quando bolle, salatela e tuffatevi gli spaghetti. Nel frattempo pulite le cappelle dei funghi porcini e tagliatele a fettine. In una padella tostare a secco del pepe macinato, unire un filo d'olio, i funghi porcini e farli saltare per 2 minuti; quindi bagnare con 1 mestolo di acqua di cottura della pasta e cuocere per un altro 1 minuto. Raccogliete il pecorino in una ciotola e mescolarlo con 1 mestolo di acqua della pasta per creare una salsa. Scolate gli spaghetti al dente direttamente nella padella con i funghi e aggiungete ancora un po' d'acqua per completare la cottura. Togliete dal fuoco, aggiungete la salsa di pecorino, mescolate bene e servite.

ZUPPA VALPELLINESE

Tempo 1h

ingredienti

4 persone porzioni

600 grammi di cavolo

400 g di brodo di carne

400 g di pane di segale

300 g Fontina

150 grammi di burro

100 grammi di strutto

1 uovo, sale, pepe

Preparazione

Per la ricetta della Zuppa alla Valpellinese, frullare il pane con la fontina con il robot da cucina. Aggiungete anche l'uovo, il sale e il pepe e mescolate fino ad ottenere un composto omogeneo.

Formate con queste palline, grandi come olive. Pulite la verza e tagliatela a striscioline, tenendo da parte 2 foglie intere per la decorazione. Sciogliere 100 g di burro in una casseruola insieme allo strutto. Quando saranno sciolti, aggiungete le striscioline di verza e fatele insaporire mescolando; chiudete con il coperchio e lasciate cuocere per circa 56 minuti. Poi bagnateli con il brodo e fate cuocere per altri 20 minuti. Nel frattempo far rosolare in padella con 50 g di burro il pane e le palline di formaggio per circa 56 minuti. Aggiungili alla casseruola del cavolo c cuoci tutto insieme per altri 10/12 minuti. Tostate le foglie di verza tenute da parte nel microonde: stendetele sulla placca e cuocete nel microonde alla massima potenza per 78 minuti, per 30 secondi alla volta, girando le foglie ad ogni intervallo.

LASAGNA CON ORTAGGI D'AUTUNNO

Tempo 1h 10min

ingredienti

6 persone

Besciamella da 1 litro

500 g di farina

200 g di zucca pulita

200 g di sedano rapa pulito

200 g di carote

5 uova

Parmigiano grattugiato

olio extravergine d'oliva

sale e pepe

Preparazione

Per la ricetta delle lasagne con le verdure autunnali, impastare la farina e le uova nella planetaria. Lasciare riposare l'impasto coperto per 30 minuti. Con il trita verdure affettate la zucca e il sedano rapa e grattugiate le carote. Soffriggere le verdure con olio, sale e pepe. Stendere la pasta con la sfogliatrice a 1 mm. Comporre le lasagne alternando la pasta con besciamella, verdure e parmigiano. Infornare a 180°C per circa 20 minuti. Servire caldo.

TAGLIOLINI CON PATATE PANCETTA E BACCALÀ

Tempo 1h 15 min +

2h di marinatura

ingredienti

4 persone

Per il baccalà

200 g baccalà dissalato

timo, maggiorana

prezzemolo, origano

salato, dragoncello

olio extravergine d'oliva

Per Tagliolini

400 g di farina

6 tuorli

olio extra vergine di oliva, sale

Per Crema Di Patate

400 g di brodo vegetale, 300 g di patate

40 g di olio extravergine di oliva

Per completare, 200 g di pancetta

olio extravergine d'oliva

origano (o prezzemolo)

Preparazione

Per il merluzzo, togliere la pelle e le lische dal merluzzo e tagliarlo a cubetti. Raccoglierli in una pirofila, condirli con un filo d'olio, quindi aggiungere tutte le erbe aromatiche a rametti. Coprite con la pellicola e lasciate marinare in frigorifero per 2 ore. Per i Tagliolini Impastate la farina con i tuorli, 1 cucchiaio di olio, 100 g circa di acqua e un pizzico di sale: amalgamate il tutto fino ad ottenere un impasto omogeneo ed elastico, avvolgetelo nella pellicola trasparente e lasciatelo riposare in frigorifero per almeno 30 minuti. Per la crema di patate sbucciate le patate, tagliatele a tocchetti e lessatele nel brodo per 15/20 minuti. Frullate il tutto aggiungendo piano piano l'olio. Condire con sale. Per completare Stendete la pasta in sfoglie molto sottili, aiutandovi con una macchina per la pasta, poi tagliatela per ottenere dei tagliolini. Tagliare la pancetta a tocchetti e farla rosolare in una padella con un filo d'olio per 2 minuti, finché non cominciano a diventare croccanti. Lessate i tagliolini in acqua bollente salata per 1 minuto e scolateli con un mestolo direttamente nella padella con la pancetta: saltarli brevemente, con la poca acqua di cottura che avranno portato con sé.

ZUPPA DELL'AMMIRAGLIO

Tempo 30 min

ingredienti

4 persone

Brodo vegetale da 1 litro

240 g di ceci lessati

230 g di pesce spada

150 grammi di riso

60 g di mandorle con la buccia

50 g di aceto bianco, 40 g di uvetta

20 g di cedro candito

15 g di zucchero, 4 biscotti

1 bustina di zafferano

mezza cipolla, sale

olio extravergine d'oliva

Preparazione

Per la ricetta della Zuppa dell'Ammiraglio, tritate la cipolla e fatela rosolare in una casseruola con un filo d'olio per 23 minuti. Unite il riso e fatelo tostare per 2 minuti, poi aggiungete il brodo e lo zafferano. Cuocere per circa 25 minuti, aggiungendo i ceci negli ultimi 5 minuti. Portare a ebollizione l'aceto e lo zucchero e cuocere per 20 minuti, finché non si riduce a sciroppo. Tagliate a dadini il cedro candito e mettete a bagno l'uvetta in acqua. Tagliate a tocchetti il pesce spada e rosolatelo per 12 minuti in padella con olio e sale. Condirlo con cedro, uvetta e sciroppo di aceto. Adagiata sui biscotti e serviteli insieme alla zuppa, completando con le mandorle tritate.

RAVIOLI AL RADICCHIO CON CREMA DI CASTAGNE

Tempo 2h 30min

ingredienti

8 porzioni

Per la pasta, 250 g di farina

125 g di tuorli d'uovo, sale

Per il ripieno

250 g di radicchio rosso

250 g di ricotta

40 g di formaggio stagionato

1 pz scalogno, sale e pepe

olio extravergine d'oliva

Completare

200 g di castagne fresche

100 g di pancetta affettata, salvia, sale

Preparazione

Per i ravioli, Per la ricetta dei ravioli al radicchio con crema di castagne, sbattere i tuorli con 20 g di acqua. Disponete la farina sul piano di lavoro formando una fontana e versate al centro i tuorli sbattuti e un pizzico di sale. Iniziate ad impastare con una forchetta i tuorli e la farina, quindi impastate a mano, raccogliete l'impasto formando una palla, avvolgerla nella pellicola trasparente e lasciatela riposare in frigo per 1 ora. Per il ripieno sbucciate il radicchio e tagliatelo a fettine. Fatela appassire in una padella con un filo d'olio e lo scalogno tritato per 3 minuti, mescolando continuamente, poi mescolata con la ricotta, il formaggio tritato grossolanamente, sale e pepe. Per completare la pasta in lunghe sfoglie spesse 12 mm.

Farcite metà con le noci del ripieno,
ricopritele con altre sfoglie di pasta facendole
aderire bene intorno al ripieno; tagliare una
sessantina di ravioli quadrati. Lessare le
castagne e sbucciarle; Frullate 100 g in una
crema con 80 g di acqua bollente e un po' di
sale. Rosolare il guanciale in una larga
padella antiaderente con qualche foglia di
salvia finché non diventa croccante. Condire
30 g di castagne lessate nella stessa padella
della pancetta. Lessare i ravioli in
abbondante acqua bollente salata; una volta
che vengono a galla, scolateli e aggiungeteli
al tegame delle castagne con un paio di
cucchiai della loro acqua di cottura; fateli
insaporire fuori dal fuoco. Disponeteli nei
piatti con la crema di castagne, la pancetta e
la salvia e servite subito.

VELLUTATA DI SPINACI

Tempo 30 min

ingredienti

6 porzioni

650 g di patate

300 g di latte di mandorla

non zuccherato

250 g di spinaci novelli

200 g di salsiccia piccante

con pepe e finocchio

80 g di cipollotti

40 g di mandorle con la buccia

olio extra vergine di oliva, sale

Preparazione

Per la ricetta della zuppa di spinaci tritate i cipollotti e fateli soffriggere in una casseruola con 1 cucchiaio di olio; unire le patate sbucciate tagliate a fettine sottili, 300 g di acqua e il latte di mandorla; cuocere per 15 minuti. Aggiungere gli spinaci, salare, cuocere per altri 5 minuti, quindi frullare il tutto fino ad ottenere una crema. Sgusciare la salsiccia e tostare. Tagliate a fettine le mandorle e tostarle. Servire la crema con la salsiccia e le mandorle. Guarnire a piacere con foglie di spinaci novelli, un filo d'olio e una macinata di pepe nero.

GNOCCHI CON FECOLA
E RAGÙ DI VERDURE

Tempo 1h 20 min

ingredienti

4 persone porzioni

1 kg di patate rosse

200 g di fecola di patate

Noce moscata

sale

Ragù di verdure

Preparazione

Per la ricetta degli gnocchi con la fecola, lavate le patate e cuocete nel modo che preferite, come indicato nelle ricette precedenti; passatele allo schiacciapatate e impastate con la fecola, un pizzico di sale e abbondante noce moscata grattugiata. Formate dei filoncini di 2 cm di diametro e tagliateli a tocchetti di 23 cm; arrotolate sotto il palmo della mano formando delle palline. Cuocere questi gnocchi in una pentola capiente di acqua bollente salata due o tre volte. Scolatele e conditele a piacere. Abbiamo preparato un ragù di verdure. Consiglio: questi, come tutti gli altri impasti, possono essere aromatizzati a piacere con zafferano, curcuma, nero di seppia e concentrato di pomodoro.

RISOTTO AL CEDRO CANDITO CAPPERI E SALVIA

Tempo 1h 15min

ingredienti

6 porzioni

480 g di riso Carnaroli integrale

100 grammi di zucchero

80 grammi di burro

60 g di parmigiano, 1 cedro

Farina di riso

capperi dissalati

limone, salvia

aceto di vino bianco

Preparazione

Per la ricetta del risotto al cedro candito, capperi e salvia, sbollentare per qualche istante la scorza di cedro. Sciogliere sul fuoco lo zucchero con 150 g di acqua e il succo di 1/2 cedro; unire la scorza di agrumi allo sciroppo e dopo 1 minuto spegnere il fuoco. Lasciate raffreddare il tutto, quindi tagliate la scorza a striscioline. Tostare il riso in una casseruola senza grassi per qualche minuto; bagnatela con 1 mestolo di acqua bollente e fatela cuocere per 4045 minuti, aggiungendo poco alla volta un po' di acqua bollente. Nel frattempo scaldare l'olio di arachidi; Infarinate 30 foglie di salvia con la farina di riso e friggetele per pochi secondi. Scolateli e poneteli su carta da cucina per farli asciugare. Salatele leggermente al momento dell'uso. Infine mantecare il risotto con il burro, il parmigiano e 1 cucchiaio di aceto e aggiustare di sale. Aggiungere la scorza grattugiata di 1/2 limone e un filo di olio extravergine di oliva.

PENNE CON ZUCCA
E GORGONZOLA

Tempo 45 min

ingredienti

6 porzioni

600 g di polpa di zucca

500 g pennette

200 gr di gorgonzola

60 g di semi di zucca

1 pz scalogno

olio extravergine d'oliva

sale

Preparazione

Per la ricetta delle penne con zucca e gorgonzola, tagliate la polpa di zucca a cubetti grossolani. Affettate finemente lo scalogno e fatelo rosolare in padella con un filo d'olio; aggiungere 500 g di zucca e 300 g di acqua. Coprite con il coperchio e fate cuocere per 1012 minuti a fuoco basso. Frullare il tutto con 1 cucchiaio di olio, aggiungendo acqua, se necessario, fino ad ottenere una crema. Tostate i semi di zucca in una padella ben calda e teneteli da parte. Soffriggere i cubetti di zucca rimasti in padella con un filo d'olio; salare. Cuocere la pasta al dente, scolarla e amalgamare alla crema di zucca. Impiattare completando con i cubetti di zucca, i tocchetti di gorgonzola e una manciata di semi di zucca.

GNOCCHI CON SUGO DI AGNELLO ZENZERO E ARACHIDI

Tempo 1h 30min

ingredienti

4 persone

500 g di patate

500 g di carne di agnello

300 grammi di pomodori

200 g di farina 00

200 g di burro di arachidi

200 g di cipolla

100 g di zenzero fresco

30 g di passata di pomodoro

1 peperoncino, rosmarino, sale

Preparazione

Per la ricetta degli gnocchi con agnello, zenzero e salsa di arachidi lessate le patate intere, sbucciatele e schiacciatele con lo schiacciapatate; impastare subito la purea ottenuta con la farina, aggiustando di sale. Infarinate il piano di lavoro e dare forma agli gnocchi, formando prima con la pasta un filo di circa 1 cm di diametro, poi tagliandolo a pezzi di circa 1 cm; Infine, modellare gli gnocchi sui rebbi di una forchetta. Mescolare il burro di arachidi con 400 g di acqua e frullare con un frullatore ad immersione, amalgamando bene il composto. Portare a ebollizione e cuocere, mescolando con una frusta, per circa 5 minuti, finché non inizia ad addensarsi. Coprite con un coperchio, abbassate la fiamma e proseguite la cottura per altri 25 minuti, mescolando di tanto in tanto.

Tagliare i pomodori a pezzetti; sbucciate lo zenzero e la cipolla e tagliate anch'essi a pezzetti. Frullare il tutto con il peperoncino, gli aghi di un rametto di rosmarino e 500 g di acqua. Tagliare la carne di agnello a tocchetti e cuocerla in una casseruola con 15 g di sale e il frullato di pomodoro, cipolla e zenzero per circa 35 minuti, a fuoco medio e con la casseruola semicoperta. Aggiungere la salsa di arachidi e 200 g di acqua e continuare la cottura per altri 30 minuti, con la padella semicoperta; aggiungete anche la passata di pomodoro, mescolate e proseguite la cottura per altri 20/25 minuti, sempre con la padella semicoperta. Cuocete gli gnocchi in acqua bollente salata fino a quando vengono a galla; scolateli con una schiumarola, conditeli con il sugo e servite subito.

LINGUINE ALLA PUTTANESCA

Tempo 35 min

ingredienti

4 porzioni

400 g di pomodori pelati

350 g di linguine

80 g di olive verdi

40 g di capperi dissalati

2 filetti di acciughe sott'olio

sale all'aglio

peperoncino

prezzemolo

olio extravergine d'oliva

Preparazione

Per la ricetta delle linguine alla puttanesca, fate soffriggere in abbondante olio 1 spicchio d'aglio, un pezzetto di peperoncino e le acciughe fino a farle sciogliere. Togliete l'aglio e aggiungete i pomodori, schiacciandoli con un cucchiaio; unite le olive snocciolate e tagliate a pezzetti i capperi. Cuocere per 10/15 minuti. Nel frattempo lessate le linguine in acqua bollente salata. Scolatele al dente e versatele nella padella con il condimento. Completate la pasta con una manciata di prezzemolo tritato e servite.

STUFATO BORLOTTI E SPINACI CON TALEGGIO

Tempo 1h 45 min

ingredienti

6 persone porzioni

400 g di fagioli borlotti reidratati

250 g di spinaci in foglia

150 g di taleggio

100 grammi di porro

pane fatto in casa

salvia, timo

concentrato di pomodoro

peperoncino fresco

olio extravergine d'oliva

sale e pepe

Preparazione

Per la ricetta dei fagioli borlotti e spinaci in umido con taleggio, versate i fagioli in una pentola a pressione e aggiungete acqua fino a coprirli di due centimetri. Chiudete il coperchio e accendete la fiamma al massimo; quando la pentola fischia, trasferiti sul fornello più piccolo e proseguite la cottura per altri 12 minuti, con la fiamma al minimo. Raffreddare la pentola a pressione sotto l'acqua corrente, aprirla, salare e pepare i fagioli e farli riposare per 10 minuti. Sbucciare il porro e tagliarlo a pezzetti. Fatela soffriggere per 10 minuti a fuoco basso in una casseruola con 1/2 peperoncino a fette, 60 g di olio, 1 cucchiaio di concentrato di pomodoro, 5 foglie di salvia e un pizzico di sale.

Unitelo ai fagioli e fateli sobbollire per 50 minuti, poi spegnete e lasciate riposare. Scaldate una padella con un filo d'olio e fate rosolare le foglie di spinaci, poche alla volta per un paio di minuti, aggiustando di sale. Tagliate a dadini tre fette di pane casereccio e fatele rosolare in padella con un filo d'olio, un pizzico di sale e un rametto di timo, finché non saranno dorate e croccanti. Tagliate il taleggio a fette spesse ½ cm; togliere la crosta e spezzettare le fette. Trasferire i fagioli in una pirofila, adagiarvi sopra gli spinaci saltati, raccolti a ciuffi, e il taleggio a pezzetti. Cuocere a 180°C per 3 minuti. Sfornare, completare con i cubetti di pane croccante e servire.

RISOTTO MANTECATO
CON PASTA DI NOCCIOLE

Tempo 25 min

ingredienti

4 persone

360 gr di riso Carnaroli

25 g di pasta di nocciole

10 nocciole intere tostate

1 cipolla bianca

aceto di mele

Vino bianco secco

brodo vegetale

olio extravergine d'oliva

Preparazione

Per la ricetta del risotto mantecato con pasta di nocciole, fate rosolare dolcemente la cipolla affettata in un paio di cucchiai d'olio fino a quando non avrà perso tutta l'acqua e sarà diventata traslucida. Unite il riso e fatelo tostare brevemente, aggiungete 1 bicchiere di vino bianco e proseguite la cottura unendo del brodo vegetale caldo. Togliere dal fuoco 2 minuti prima dell'orario previsto. Mantecate il risotto con la pasta di nocciole e aggiungete un paio di cucchiai di aceto di riso per calibrare l'acidità. Disporre nei piatti, completare con un filo d'olio e, a piacere, aggiungere cerfoglio e germogli.

PASTA FATTI IN CASA E FAGIOLI

Tempo 1h 30min

ingredienti

6 porzioni

1 Kg Fagioli borlotti freschi

100 g di farina 00

100 g di semola rimacinata

semola di grano duro più un po'

30 g di lardo a fette, 2 uova

1 gambo di sedano

1 pz Piccola carota

1 pz Cipolla piccola

Aglio, Rosmarino, Alloro

Concentrato di pomodoro

Olio extravergine d'oliva

sale e pepe

Preparazione

Iniziate sgusciando i fagioli freschi raccogliendoli in una ciotola. Tagliare il sedano, la carota e la cipolla a dadini piccoli. Fate ammorbidire le verdure in una casseruola con 4 cucchiai di olio e 2 foglie di alloro per 23 minuti. Quindi aggiungere un cucchiaio di concentrato di pomodoro. Cuocere per 12 minuti, quindi aggiungere 2 litri di acqua fredda ei fagioli. Quando bolle aggiungete un rametto di rosmarino, coprite con il coperchio e fate cuocere per circa 30 minuti. Verso la fine aggiungere sale e pepe. Impastare la semola e la farina con le uova fino ad ottenere un impasto liscio. Copritela e fatela riposare in frigorifero per 1 ora. Stendere la pasta in una sfoglia sottile su un piano infarinato e tagliarla a quadrati con una rotella dentata.

Scolare metà dei fagioli cotti. Togliere le foglie di alloro e il rosmarino e frullare la zuppa fino a renderla cremosa. Unire i fagioli interi alla panna e rimettere sul fuoco. Quando bolle, aggiungere la pasta e cuocere per 3 minuti. Tritare molto finemente mezzo spicchio d'aglio, le foglie di 2 rametti di rosmarino e il lardo. Rosolare il composto ottenuto in una padella ben calda senza altri grassi fino a quando lo strutto non si sarà sciolto. Aggiungere il composto rosolato alla pasta e fagioli e mescolare bene. Spegnete il fuoco e lasciate raffreddare prima di servire, con una macinata di pepe.

RISOTTO CON LE ROSE

Tempo 30 min

ingredienti

Porzioni per 2 persone

160 g di riso Arborio

50 gr di panna fresca

50 g di burro

3 boccioli di rosa commestibili

Vino rosato

Parmigiano grattugiato

Acqua di rose

sale e pepe

Preparazione

Per la ricetta del risotto con le rose, tagliate i petali di 2 boccioli di rosa e puliteli togliendo la parte bianca alla base, che è un po' amara. Fate ammorbidire metà in una casseruola con una noce di burro. Unite il riso e fatelo tostare per 1 minuto, poi sfumate con 1/2 bicchiere di vino rosato. Salate e aggiungete un mestolo di acqua bollente, quindi fate cuocere il riso per 15/18 minuti, aggiungendo acqua bollente, poco alla volta. A fine cottura aggiungete i restanti petali. Mantecare il risotto con 1 cucchiaio di parmigiano grattugiato, la panna e il burro e 1 cucchiaio di acqua di rose. Impiattate il risotto guarnendo con i petali del terzo germoglio e completandolo con una spolverata di pepe.

TAGLIOLINI AGLI SCAMPI CON LIMONE, FINOCCHIETTO E MANDORLE

Tempo 1h 15min

ingredienti

6 persone porzioni

1 kg di scampi

400 g di semola di grano duro

100 g di farina 00, 2 uova

1 cipolla, 1 carota

1 gambo di sedano

1 limone, burro

finocchi, mandorle

Vino bianco secco

olio extra vergine di oliva, sale

Preparazione

Pulite gli scampi: separate le teste e togliete gli occhi, che sono amari, e tagliateli a metà nel senso della lunghezza. Sgusciate le code, e mettete la polpa da parte in frigorifero. Preparare un trito grossolano di sedano, carota e cipolla. Rosolare le teste e i gusci delle code di scampi in una casseruola con un filo d'olio, schiacciandole con un mestolo, per 1 minuto. Aggiungere le verdure tritate e sfumare con 1/2 bicchiere di vino. Quindi aggiungere 1/2 litro d'acqua e cuocere a fuoco basso per 18/20 minuti. Filtrare con un colino e lasciare raffreddare il brodo ottenuto. Impastare la semola di grano duro con la farina. Amalgamarle con le uova intere e circa 160 g di brodo. Lavorate il composto fino ad ottenere un impasto omogeneo.

Lasciar riposare per 30 minuti in frigorifero, coperto. Stendere la pasta in sfoglie sottili e tagliarle, ricavando i tagliolini. Per il condimento, saltare le code di scampi in una padella con una noce di burro per 2 minuti. Se volete mantenerli dritti, infilateli su uno stuzzicadenti in modo che il calore della cottura non li faccia arricciare. Toglieteli dalla padella e, nel frattempo, lessate i tagliolini in acqua bollente salata per 2 minuti. Versare il liquido di cottura nella padella degli scampi con 1 mestolo del restante brodo. Scolate i tagliolini e saltateli per 1 minuto in padella, quindi serviteli con le code di scampi. Completateli con la scorza di limone grattugiata, il finocchio e le mandorle a lamelle.

TAGLIATELLE CON SALSA AL TAMARINDO (HYDERABADI SALAN)

Tempo 1h

ingredienti

4 persone

500 g tagliatelle all'uovo

50 g di arachidi tostate

40 g di polpa di tamarindo

2 spicchi d'aglio, 2 pomodori

2 peperoncini verdi

2 melanzane grandi

1 cipolla, 1 limone

zenzero fresco, coriandolo fresco

semi di cumino, semi di sesamo

semi di senape nera

olio di arachidi, zucchero semolato

olio extra vergine di oliva, sale

Preparazione

Per la ricetta dei noodles con salsa al tamarindo (hyderabadi salan), sbollentare i pomodori, togliere la buccia, tagliarli a pezzetti, togliere anche i semi, quindi tritarli. Tritare la cipolla e i peperoni. Diluire la polpa di tamarindo in 30 g di acqua. Frullare la cipolla con gli spicchi d'aglio sbucciati, 35 g di arachidi, i pomodori a pezzetti, ½ cm di radice di zenzero, i peperoncini tritati, 2 cucchiai di semi di sesamo, ½ cucchiaino di semi di cumino, il succo di limone, ½ cucchiaio di zucchero e il tamarindo diluito, fino ad ottenere una pasta omogenea (se non volete un gusto troppo piccante, riducete la quantità o eliminate del tutto i peperoncini). Scaldare 2 cucchiai di olio extravergine di oliva in una padella e aggiungere ½ cucchiaino di semi di senape nera e tostarli fino a quando le spezie iniziano a scoppiettare; unire il composto frullato e lasciare insaporire a fuoco basso per 1 minuto, quindi aggiungere un paio di mestoli d'acqua e continuare la cottura per 15 minuti, mescolando di tanto in tanto e aggiustando di sale. Tagliare le melanzane a cubetti e friggerle in abbondante olio di arachidi per 45 minuti, fino a quando non saranno dorate. Scolateli su carta da cucina. Cuocere le tagliatelle in abbondante acqua bollente salata secondo i tempi indicati sulla confezione; scolateli e aggiungeteli al sugo con un po' della loro acqua di cottura. Mescolate bene, lasciate insaporire per 12 minuti, poi aggiungete le melanzane fritte. Tritate le restanti arachidi e distribuite sulle tagliatelle; completare con un po' di coriandolo tritato e un filo di olio extravergine di oliva.

RISOTTO AGLI AGRUMI

Tempo 40 min

ingredienti

Porzioni per 4 persone

250 grammi di riso

2 mandarini

1 pompelmo

1 scalogno

brodo vegetale

Parmigiano grattugiato

olio extravergine d'oliva

burro, sale

Preparazione

Per la ricetta del risotto agli agrumi, recuperate le scorze degli agrumi, tagliateli a filetti e sbollentarli per 2 minuti in acqua bollente; scolateli e fateli asciugare. Tagliate gli spicchi di 1 mandarino e, se lo desiderate, liberateli dalla buccia. Tritate lo scalogno e fatelo appassire dolcemente in una padella capiente con un velo d'olio. Unite il riso, fatelo tostare per 1 minuto, poi frullare con il succo del pompelmo e 1 mandarino misto. Portarlo a cottura in circa 15 minuti, aggiungendo gradualmente il brodo vegetale. Infine mantecare con 60 g di burro e 80 g di parmigiano grattugiato. Servitela subito, completando con un po' di scorza e spicchi di mandarino.

PENNE, BROCCOLI

NOCCIOLE E PAPRICA

Durata 30 min

ingredienti

Porzioni per 4 persone

320 g di penne rigate

50 g di nocciole pelate tostate

1 broccolo

paprika affumicata

olio extra vergine di oliva, vendita

Preparazione

Per la ricetta penne, broccoli, nocciole e paprika preparate i broccoli: separate le cimette dal gambo. Raccogliere tutte le parti del gambo e dei rametti, e sbucciarle parzialmente, asportando solo i fattori esterni più fibrosi. Bollire le cimette e il più belle foglie per 34 minuti (serviranno per completare i piatti); scolatele con una schiumarola (le cimette sono leggermente al dente). Tagliare i gambi e le cimette più grandi a tocchetti e cuocerli nella stessa acqua finché sono teneri. Scolatele con una schiumarola e frullate con 30 g di nocciole e un paio di cucchiai di olio, sale e la punta di un cucchiaino di paprika affumicata; regolate la consistenza, che deve essere cremosa: se necessario aggiungete poca acqua di cottura. Scaldare la panna in una padella capiente. Scolare i broccoli nell'acqua di cottura, lessare le penne, scolarle al dente e condirle nella crema di broccoli. Disponetele nei piatti e completatele con le cimette, le foglie sbollentate per qualche istante in acqua bollente, le rimanenti nocciole tritate grossolanamente e la paprika affumicata.

RISO DI CASA (ARROZ CASERO) CON POMODORO E PEPERONCINO

Tempo 35 min

ingredienti

Porzioni da 6 persone

800 g di pomodori maturi

400 gr di riso Carnaroli

6 foglie di basilico

2 gambi di sedano

1 cipolla

1 cipollotto

peperoncino secco

sale olio extravergine di oliva

Preparazione

Per la ricetta del riso casereccio (Arroz Casero) con pomodoro e peperoncino, preparare il brodo portando ad ebollizione 500/600 g di acqua con la cipolla sbucciata, i gambi di sedano e un pizzico di sale: far sobbollire per 15/20 minuti per farli insaporire. Frullare i pomodori crudi con il cipollotto, eliminando la radice e la parte verde. Sciacquate il riso per eliminare l'amido, quindi asciugarlo con carta da cucina e tostarlo in una padella antiaderente capiente (ø 25/30 cm) con 45 cucchiai di olio per 23 minuti a fuoco vivo. Unite al riso la salsa di pomodoro e cipollotto, un pizzico di sale, un pizzico di peperoncino (a seconda dei vostri gusti), 23 foglie di basilico e fate cuocere a fuoco lento per 15 minuti, stendere bene il riso nella padella con il dorso del cucchiaio e non coprirlo mai; una volta che il sugo si sarà asciugato, aggiungete poco brodo alla volta (un mestolo) e proseguite per altri 8/10 minuti: deve rimanere leggermente al dente, come il riso nella paella. Portate in tavola il riso, completandolo con altre foglie di basilico e, se vi piace, altro peperoncino. L'ingrediente: come peperoncino abbiamo utilizzato il chile de árbol, una varietà messicana mediamente piccante. Può essere sostituito con altri tipi purché in scaglie, più saporite, e non in polvere.

FILEJA TROPEA (CALABRESI)

Tempo 1h

ingredienti

8 persone

600 g di farina 00

400 g di farina di grano duro

Salsa di pomodoro fresca

olio extravergine d'oliva

basilico

sale

Preparazione

Per la ricetta dei fileja calabresi di Tropea, mescolate le due farine e setacciatele sul piano di lavoro. Formare un cratere al centro e iniziare a versare poco alla volta 500 g di acqua a temperatura ambiente. Impastare prima con i rebbi di una forchetta, poi con le mani. Lavorare energicamente con i palmi delle mani per circa 20 minuti, fino ad ottenere un impasto liscio ed elastico. Prenderne dei pezzi e modellarli in cordoncini di circa 5 cm; poi farle scorrere lungo un filo metallico (fileja), fino ad ottenere un maccherone di 8/10 cm. Disporre gradualmente la fileja su un piano infarinato; cuocere in acqua salata per 60 minuti. Condirli con salsa di pomodoro e foglie di basilico.

LINGUINE AL RAGÙ DI PESCE

Tempo 1h 30 min

ingredienti

Porzioni da 6 persone

480 g di linguine

500 g di passata di pomodoro

250 g 1 polpo piccolo già pulito

150 g di seppie già pulite

150 g di code di gamberi sgusciate

150 g di filetti di gallinella

100 g polpa di pesce bianco

3 scalogni tritati

1 calamaro pulito, 120 g di sedano

carota, cipolla, 100 g di vino bianco secco

1 spicchio d'aglio, 1 peperoncino fresco

olio extravergine d'oliva

prezzemolo tritato

zuppa di pesce

Preparazione

Per la ricetta delle linguine al sugo di pesce, tagliate a tocchetti il pesce, i crostacei e i molluschi. Rosolare in una casseruola con olio e aglio il sedano, la carota e la cipolla, poi unire tutto il pesce, sfumare con il vino, farlo evaporare, unire la passata di pomodoro, 1 mestolo di brodo di pesce e il peperoncino tagliato a metà nel senso della lunghezza ; abbassare la fiamma e cuocere per circa 40 minuti; Infine, rimuovere il peperoncino e l'aglio. Cuocete le linguine in acqua bollente salata, scolatele al dente e conditele nella casseruola con il ragù unendo 1 mestolo di acqua di cottura e il prezzemolo tritato.

PENNE, SEPPIE

E BOTTARGA

Tempo 50 min + 1h di marinatura

ingredienti

4 persone

400 g di seppie pulite

300 grammi di pomodori

320 g di mezze penne

40 grammi di finocchi

40 gr di bottarga

1 peperoncino verde piccante

Vino bianco secco

timo, prezzemolo

olio extravergine d'oliva

sale e pepe

Preparazione

Per la ricetta delle penne, seppie e bottarga, tagliate i pomodorini a tocchetti, e conditeli con 35/40 g di olio, una macinata di pepe e il peperone verde tritato. Lasciar marinare per 1 ora. Mettete le seppie in una pentola, copritele con acqua fredda, e insaporite con una spruzzata di vino bianco, 23 rametti di timo e un ciuffo di prezzemolo. Portare a ebollizione e cuocere per 67 minuti; lasciate raffreddare le seppie nella loro acqua a pentola coperta, poi tagliatele a listarelle sottili. Portare a ebollizione una pentola d'acqua, insaporirla con il finocchietto tritato e cuocere la pasta, scolatela al dente. Fatela raffreddare stendendola su un vassoio con il finocchietto in cottura e condite il tutto con un filo d'olio. Trasferite le mezze penne con il finocchietto in un'insalatiera; unire le striscioline di seppia, il pomodoro marinato, la bottarga a scaglie e aggiustare di sale.

LINGUINE CON CRUDO DI GAMBERI

Tempo 25 min

ingredienti

4 persone

350 g di code di gamberi

Linguine 320 g

2 peperoncini freschi

4 gamberi interi

aglio

granella di pistacchio

olio extravergine d'oliva

sale

Preparazione

Per la ricetta delle linguine agli scampi crudi, sgusciate le code di scampi e lavatele, apritele a metà nel senso della lunghezza e adagiatele su un foglio di pellicola trasparente. Copriteli con un altro foglio di pellicola e schiacciateli con un batticarne, ottenendo una sorta di carpaccio. Sgusciare i gamberi interi, togliere le teste e conservare le code. Lessare le linguine in acqua bollente salata. In una padella scaldate 4 cucchiai d'olio con 1 spicchio d'aglio tritato ei peperoncini privati dei semi e tagliati a pezzetti. Cuocere per 2 minuti, quindi aggiungere 2 cucchiai di pistacchi tritati. Scolate la pasta e fatela saltare in quest'olio. Servitela con il carpaccio di gamberi e guarnite con le code tenute intere.

PIZZOCCHERI

Tempo 1h 30min

ingredienti

Porzioni per 4 persone

I Pizzoccheri

400 g di farina di grano saraceno

100 g di farina 00

sale

il Condimento

250 grammi di patate

200 g di foglie di cavolo

120 grammi di burro

180 g di formaggio Asiago

100 g Grana Padano

2 spicchi d'aglio, sale

Preparazione

Per i pizzoccheri impastare la farina di grano saraceno e la farina 00 con circa 250 g di acqua e un pizzico di sale fino ad ottenere un impasto sodo e liscio. Lasciar riposare coperto per 30 minuti. Poi stenderla in una sfoglia spessa 23 mm e ritagliate i pizzoccheri: strisce larghe circa 5 mm e lunghe 78 cm. Per il Condimento Tagliare l'asiago a fettine sottili. Sbucciare le patate e tagliarle a tocchetti. Pulite la verza, eliminate la costola centrale e tagliate le foglie a pezzetti. Lessate le patate a tocchetti in una pentola capiente di acqua bollente salata per circa 5 minuti, aggiungete la verza a listarelle ei pizzoccheri e fate cuocere per una decina di minuti.

Nel frattempo, scaldare il burro in una piccola casseruola con gli spicchi d'aglio fino a quando non inizia a prendere colore. Scolate con una schiumarola i pizzoccheri, la verza e le patate e disponetele il primo strato in una pirofila; cospargerli con i formaggi a fette e il parmigiano grattugiato, quindi scolare gli altri pizzoccheri e procedere a strati fino ad esaurire gli ingredienti. Versate il burro dorato sui pizzoccheri e servite subito.

CANNELLONI ALLA SICILIANA

Tempo 1h

ingredienti

Porzioni per 4 persone

800 g di spezzatino di manzo

Fogli di pasta da 500 g

con uovo per lasagne fresche

200 g parmigiano grattugiato

2 uova

olio extravergine d'oliva

sale

Pepe

Preparazione

Per la ricetta dei cannoli siciliani, tagliate la pasta in rettangoli di circa 8 x 12 cm. Tuffate per qualche istante in acqua bollente salata, scolatele e stendetele, senza sovrapporle, su dei canovacci; lasciarli raffreddare. Tritate lo spezzatino piuttosto finemente al coltello, insaporitelo con 100 g di parmigiano grattugiato, mescolate e regolate di sale e pepe. Distribuire la carne sui rettangoli di pasta e avvolgere partendo dal lato corto in modo da ottenere i cannelloni. Adagiatele in una pirofila unta d'olio, spolverizzate con il resto del parmigiano grattugiato e cuocete in forno a 180°C per 15/20 minuti. Sfornare e cospargere con le uova sbattute, infornare nuovamente sotto il grill per 78 minuti, togliere dal forno e servire.

CONCHIGLIE ALBICOCCHE E PAPRIKA SU CREMA DI CECI

Tempo 40 min

ingredienti

4 persone

350 g di pasta al guscio

220 g di ceci lessati scolati

120 g di ceci neri lessati scolati

6 albicocche

Paprika piccante

basilico, limone

olio extravergine d'oliva

sale, pepe, ghiaccio

Preparazione

Per la ricetta delle conchiglie, aggiungete le albicocche e la paprika sulla crema di ceci, e fate cuocere le conchiglie in acqua bollente salata. Scolateli, conditeli con un filo d'olio e fateli raffreddare, stendendosi su un vassoio. Frullare i ceci con 80 g del loro liquido di governo e 50 g di acqua, il succo di 1/2 limone, sale, pepe e 2 cucchiai di olio, ottenendo una crema. Rosolare i ceci neri in padella con 2 cucchiai di olio e un pizzico di paprika in polvere. Frullare un ciuffo di foglie di basilico con 1 cubetto di ghiaccio e 40 g di olio. Raccogliete la pasta in una ciotola e conditela con i ceci neri e il loro olio, aggiungete le albicocche tagliate a pezzetti, quindi adagiate il tutto sulla crema di ceci. Completate con un po' di paprika.

ZITI AL FORNO

Tempo 1h 15min

ingredienti

Porzioni da 6 persone

500 g di ziti

500 g di passata di pomodoro

400 g di polpa di manzo macinata

250 g di scamorza grattugiata

2 uova sode

1 cipolla

Parmigiano grattugiato

olio extravergine d'oliva

sale e pepe

Preparazione

Per la ricetta degli ziti al forno, tritare la cipolla, farla appassire in padella con un velo d'olio, condire con 200 g di polpa di manzo, quindi aggiungere la passata di pomodoro e il sale. Cuocere la salsa per 35 minuti. Amalgamare la restante polpa con 30 g di parmigiano, 2 cucchiai di olio, sale e pepe. Formate delle palline della grandezza di un'oliva. Saltate le polpette in padella con un velo d'olio, facendole dorare uniformemente, quindi cuocete nel sugo per 5 minuti, tenendo qualcuna da parte. Lessate gli ziti al dente; scolateli, saltarli nel sugo e trasferiteli in una pirofila. Amalgamare con la scamorza e le fettine di uovo sodo; distribuite sulla superficie le polpettine tenute da parte, spolverate di parmigiano e infornate a 190°C per 20 minuti. Buono anche tiepido o a temperatura ambiente.

RISOTTO CON I PEPERONI VERDI

Tempo 30 min

ingredienti

Porzioni per 4 persone

320 g di riso Vialone Nano

80 grammi di burro

80 gr Pecorino

60 g di rucola

2 peperoni verdi

Vino bianco secco

Olio di arachidi

sale

Preparazione

Per la ricetta del risotto ai peperoni verdi
tostate il riso a secco con un pizzico di sale.
Sfumarlo con una spruzzata di vino bianco e
fatelo cuocere per circa 16 minuti
aggiungendo acqua bollente, poco alla volta.
Pulite i peperoni, eliminando semi e filamenti
bianchi. Tenetene uno da parte per la
decorazione e frullate gli altri in una
centrifuga con la rucola. Soffriggere il
peperone tenuto da parte in olio di arachidi
ben caldo per 2 minuti, scolatelo, privarlo
della pelle e tagliatelo a pezzetti. Mantecate il
risotto con il centrifugato di peperoni
(tenetene qualcuno), il burro e il pecorino.
Completare con gocce di centrifugato,
peperoncino fritto e rucola a piacere.

RISOTTO CON FONTINA E MELE

Tempo 25 min

ingredienti

Porzioni per 4 persone

350 gr di riso Carnaroli

150 g Fontina DOP

130 grammi di burro

50 g parmigiano grattugiato

3 mele verdi

brodo vegetale

kirsch, sale

Pepe

Preparazione

Per la ricetta del risotto fontina e mele tostate il riso con 50 g di burro e un pizzico di sale per 2/3 minuti. Sfumare con il kirsch e aggiungere 1 mestolo di brodo. Cuocere, aggiungendo poco brodo alla volta (circa 1 litro), per 15 minuti. Mantecare il risotto con il burro rimasto, il parmigiano grattugiato e la fontina a cubetti. Aggiungere anche 2 mele sbucciate e tagliate a dadini. Coprite il riso e lasciatelo riposare per 3/4 minuti. Tagliare la mela rimanente a fettine sottili. Aggiustare di sale e pepe e servire, completando con le fettine di mela e, volendo, con la salvia fritta.

RISOTTO CON MIRTILLI, MORE E FONTINA

Tempo 35 min

ingredienti

4 persone

320 grammi di riso

250 g di mirtilli

200 g di burro

180 g di fontina

125 g di more

2 scalogni, sale

aceto di vino bianco

Vino bianco secco

olio extravergine d'oliva

Preparazione

Per la ricetta del risotto ai mirtilli, more e fontina, mondate e tritate lo scalogno. Scaldare 5 cucchiai di aceto in una casseruola con ½ bicchiere di vino bianco e sale. Quando arriva a bollore unire lo scalogno, dopo 24 minuti unire il burro freddo, togliere dal fuoco e montare con una frusta. Tagliate a metà i mirtilli e metteteli in una piccola padella con 4 cucchiai di olio molto caldo e 2 pizzichi di sale; schiacciatele un po' e fatele rosolare per 23 minuti a fuoco sostenuto. Tostare a secco il riso con un pizzico di sale; quando è caldo unire il burro montato; dopo 1 minuto bagnare con acqua calda non salata, dopo altri 2 minuti aggiungere la salsa di mirtilli e far cuocere aggiungendo l'acqua calda necessaria (ci vorranno 16 minuti in tutto). A fine cottura mantecare con 60 g di fontina;

PAELLA ALL'ITALIANA

Tempo 30 min

ingredienti

6 persone

500 g di cozze pulite

400 g di calamari puliti

400 g di code di gamberi sgusciate

400 g di riso Arborio

2 bustine di zafferano

1 cipolla

zuppa di pesce

olio extravergine d'oliva

prezzemolo, limone

Preparazione

Per la ricetta della paella italiana, tritate la cipolla e fatela rosolare in una casseruola con un filo d'olio. Tostare il riso per 2 minuti, aggiungere 800 g di brodo e lo zafferano. Portare a ebollizione, coprire con il coperchio, abbassare la fiamma al minimo e cuocere per 10/12 minuti. Tagliate i calamari ad anelli, i ciuffetti a metà. Unitele al riso insieme alle code di gamberi (tenete da parte le più buone) e fate cuocere per altri 3/4 minuti. Aprire le cozze in padella con un filo d'olio. Servire il riso su un vassoio, completare con le code di gamberi, le cozze, il prezzemolo tritato e gli spicchi di limone.

RICETTE
SECONDI PIATTI

CONIGLIO IMPANATO CON GOCCE DI BALSAMICO

Tempo 30 min + 12h

di riposo della marinatura

ingredienti

4 persone

500 g polpa di coniglio

2 uova, salvia

rosmarino, limone

Vino bianco secco

farina, pangrattato

Olio di arachidi

aceto balsamico

sale e pepe

Preparazione

Per la ricetta del coniglio impanato con gocce di aceto balsamico, tagliate il coniglio a bocconcini e raccoglierli in una ciotola con un rametto di salvia, qualche rametto di rosmarino, 34 fettine di limone, 250 g di vino bianco, Pepe. Coprite e lasciate marinare per 12 ore in un luogo fresco. Scolate i bocconcini dalla marinatura, asciugateli con carta da cucina, poi infarinate e, passateli nelle uova sbattute con un pizzico di sale e passateli nel pangrattato. Friggerli in abbondante olio di arachidi, a 165°C, per circa 2 minuti. Scolateli su carta da cucina, scolateli e serviteli subito, completando con gocce di aceto balsamico.

BACCALÀ GRATINATO

Tempo 50 min

ingredienti

4 porzioni

800 g di filetto di baccalà dissalato

200 g di pangrattato raffermo

40 g di gherigli di noci

40 g di uvetta

8 fichi secchi

prezzemolo

aglio

olio extravergine d'oliva

Preparazione

Per la ricetta del baccalà gratinato, pulite il baccalà, eliminate tutte le lische e mettetelo in una pirofila adatta per passare dal forno alla tavola. Frullare grossolanamente il pangrattato. Tritare i fichi, le noci e l'uvetta. Tritare finemente un ciuffo di prezzemolo con 1 spicchio d'aglio e distribuirne una parte sul baccalà. Amalgamare il restante trito con il pangrattato e la frutta secca tritata. Insaporite il pesce con un filo di mosto cotto, poi copritelo con il composto di pane e frutta secca. Condire con un filo d'olio e infornare a 180°C per circa 20 minuti.

POLPETTONE DI BORLOTTI, FAGIOLINI E FORMAGGIO, AVVOLTO NEL PROSCIUTTO

Tempo 1h 45min

ingredienti

68 persone

350 g di fagioli borlotti lessati

300 grammi di patate

120 g di formaggio tipo robiola

100 g di fagiolini

100 g di prosciutto crudo a fette

30 g di parmigiano

1 uovo, maggiorana

olio extravergine d'oliva

sale e pepe

Preparazione

Per la ricetta del polpettone di fagioli borlotti, fagiolini e formaggio avvolto nel prosciutto, lessate le patate in acqua bollente per circa 40 minuti. Pulite i fagiolini e lessarli in acqua bollente salata per 5 minuti, poi scolateli. Frullare i fagioli con 3 cucchiai di olio utilizzando un frullatore ad immersione. Schiacciare le patate e unirle alla crema di fagioli, insieme all'uovo, al parmigiano grattugiato, sale, pepe, un rametto di maggiorana tritata e fagiolini tritati. Amalgamate il tutto fino a quando gli ingredienti non saranno amalgamati. Stendere le fette di prosciutto una accanto all'altra su un foglio di carta da forno, leggermente sovrapposte l'una all'altra.

Otterrete un rettangolo: giratelo in modo che le fette di prosciutto siano verticali davanti a voi; disporre il composto di polpettone sulla base. Create una scanalatura al centro e riempitela con il formaggio, poi richiudete il composto dandogli una forma cilindrica. Infine, arrotolatelo nelle fette di prosciutto, aiutandovi con la carta da forno. Chiudete il polpettone nella carta, come fosse una caramella. Ungete l'esterno con un filo d'olio, adagiatela in una pirofila e infornatela a 180°C per 35 minuti; quindi aprire la carta e cuocere per altri 78 minuti.

CAPITONE ARROSTO

Tempo 1h + 1h di marinatura

ingredienti

Porzioni per 4 persone

1 kg di pesce capitone a tranci

200 gr di pangrattato

200 g di broccoli puliti

200 g di broccoli romanesco puliti

120 g di carote

100 g di cavolo nero pulito

80 g di aceto bianco

3 limoni, 2 cipolle rosse

1 barbabietola

timo, maggiorana

rosmarino, alloro

olio extravergine d'oliva

sale e pepe

Preparazione

Per la ricetta del capitone arrosto, mettete le fette di capitone in una ciotola e aggiungete il succo di 2 limoni, l'aceto, 100 g di olio, due pizzichi di sale, pepe e 4 5 foglie di alloro tritate. Mescolate bene il tutto e lasciate marinare coperto per circa 1 ora. Frullare il pangrattato con le foglie di un rametto di timo, una di maggiorana e gli aghi di un rametto di rosmarino. Immergete i pezzetti di capitone nel pane aromatizzato e infilateli negli spiedini, alternando i pezzetti di capitone con mezze fettine di limone.

Assemblare 4 spiedini e posizionarli su una teglia ricoperta di carta da forno. Infornateli a 180°C per circa 40 minuti. Nel frattempo preparate le verdure: sbucciate la rapa, tagliatela in 4 spicchi e lessarli in acqua bollente per circa 35 minuti. Sbucciare le carote e tagliarle per il lungo; tagliare i broccoli a ciuffetti. Tuffateli in acqua bollente salata, dopo 1 minuto aggiungete il cavolo nero, e dopo 3 minuti scolate il tutto in acqua fredda. Sbucciate la cipolla, tagliatela a petali, poi lessarli per 5 minuti nell'acqua in cui avete cotto le barbabietole. Sfornate gli spiedini e serviteli con le verdure, condite a piacere con un filo d'olio e qualche pizzico di sale.

INVOLTINI DI POLLO E PORCINI ZENZERO IN PASTA KATAIFI

Tempo 40 min

ingredienti

8 persone

400 g 8 fette di petto di pollo

180 g di funghi porcini

150 gr di maionese

125 g di yogurt greco

90 g di pane per tramezzini

zenzero fresco

impasto kataifi

erba cipollina, basilico

Olio di arachidi

olio extra vergine di oliva, sale

Preparazione

Per la ricetta degli involtini di pollo, porcini
e porcini allo zenzero, in pasta kataifi,
togliete la crosta al pancarrè e frullatela.
Pulire i funghi e tagliarli a pezzetti. Rosolate
in padella con un filo di olio extravergine di
oliva, 34 fettine di zenzero e un pizzico di sale
per 23 minuti. Spegnilo e lascialo
raffreddare. Tritare finemente i funghi,
tritare finemente lo zenzero rosolato e unire
il tutto al pane. Aggiustare di sale e
aggiungere a questo ripieno 1 cucchiaio di
erba cipollina affettata.

Battere leggermente le fette di petto di pollo per assottigliarle, farcirle al centro con una noce di ripieno e chiudere ad involtino. Avvolgere ogni involtino di pollo nella pasta kataifi; friggetele per 3 minuti in olio di arachide a 170°C, con 2/3 fettine di zenzero. Scolateli su carta da cucina. Mescolare la maionese con lo yogurt greco, un pezzetto di zenzero grattugiato e qualche foglia di basilico spezzettata. Servire gli involtini con la maionese allo zenzero.

CONIGLIO ALLA NOCE MOSCATA
E ZUCCA AL FORNO

Tempo 55 min

ingredienti

4 persone

2 selle di coniglio

600 g 4 fette di zucca gialla

200 g polpa di zucca Berrettina

Noce moscata

crescione selvatico

olio extravergine d'oliva

sale

Preparazione

Per la ricetta del coniglio con noce moscata e zucca al forno, disossate (o fatelo fare al macellaio) le selle del coniglio, ottenendo 4 lombi sgrassate. Inoltre, tieni i reni. Disponete su una teglia le fettine di zucca e la polpa spezzettata, condite il tutto con un filo di olio e sale e cuocete in forno a 160°C per circa 15 minuti. Togliere dal forno e mettere da parte le fette. Schiacciate la polpa con uno schiacciapatate, quindi lavoratela con un filo d'olio, fino ad ottenere una crema. Tienilo al caldo. Rosolare i carré di coniglio in una padella ben calda con un filo d'olio, in modo che si dorino da tutte le parti.

Spolverizzate con abbondante noce moscata grattugiata, adagiarli su una teglia e infornate a 160°C per 67 minuti. Sfornate il coniglio e lasciatelo riposare al caldo per almeno 15 minuti. Tenete da parte il sugo di cottura e mescolatelo con un filo d'olio. Separare la parte delle costine dalla polpa, tagliare quest'ultima a tocchetti e i rognoni a metà. Impiattare il coniglio ei rognoni insieme alle fettine e alla crema di zucca e completare con le foglie di crescione selvatica e il sugo di cottura.

CAPESANTI CON L'UVA E FUNGHI

Tempo 20 min

ingredienti

4 persone

300 g di funghi porcini freschi

120 g di uva bianca senza semi

120 g di uva rossa senza semi

12 capesante

Burro

aglio

prezzemolo

sale, Pepe

Preparazione

Per la ricetta delle capesante con uva e funghi, arrostite le capesante in padella, in una noce di burro spumeggiante, a fuoco vivo, girandole da entrambi i lati, per 23 minuti. Salatele leggermente. Trasferite i molluschi in un piatto e conservate il fondo di cottura. Pulisci la teglia con carta da cucina. Pulire i funghi e tagliarli a pezzetti. Taglia a metà gli acini più grandi. Aggiungere una nuova noce di burro nella padella e rosolare i funghi porcini e l'uva con 1 spicchio d'aglio schiacciato e un pizzico di sale per 3 minuti. Rimettete in padella le capesante con il loro fondo di cottura, mescolate, togliete l'aglio, il pepe e servite con prezzemolo tritato.

PESCATRICE ALLA LUCIANA E CARCIOFI CROCCANTI

Tempo 1h 10min

ingredienti

Porzioni da 46 persone

Trancio di rana pescatrice da 1Kg

150 g di passata di pomodoro

80 g di olive verdi

30 g di capperi dissalati

3 carciofi, 1 limone

1 spicchio d'aglio

Maggiorana

timo, sedano

olio extravergine d'oliva

olio di arachidi, sale

Preparazione

Per la ricetta della rana pescatrice alla Luciana, pulite il trancio di rana pescatrice, eliminate le pellicine; giratela, fate due incisioni lungo l'osso centrale, toglietela e tenetela da parte. Legate il trancio di rana pescatrice come un arrosto: in questo modo manterrà una maggiore succulenza durante la cottura. Preparare un mazzetto aromatico con un rametto di maggiorana, uno di timo e un gambo di sedano. Scaldare una padella, preferibilmente di ghisa o acciaio, con 2 cucchiai di olio; rosolare la coda di rospo arrosto per 1 minuto, salare, unire l'aglio sbucciato e schiacciato e il mazzetto aromatico, le olive,

Mettere i capperi dissalati, quindi ricoprire il tutto con la passata di pomodoro; aggiungere 50 g di acqua, l'osso di rana pescatrice, coprire e cuocere per 50 minuti a fuoco basso. Mondate i carciofi, eliminando le spine e la barba interna; tagliarli a spicchi e tuffarvi poco alla volta in acqua acidulata con succo di limone. Friggere i carciofi in abbondante olio di arachidi per 56 minuti, poi scolateli su carta da cucina e sabatelli. Affettare la coda di rospo arrosto e servirla con il suo sugo e i carciofi croccanti.

PETTO D'ANATRA E

CONTORNO DI PORCINI

Tempo 40 min

ingredienti

4 porzioni

1 petto d'anatra

350 g di funghi porcini

200 g di mela Renetta

1 pz scalogno

Rosmarino

prezzemolo

aglio

vino bianco

brodo vegetale, limone

olio extravergine d'oliva

burro, sale, pepe

Preparazione

Per la ricetta del contorno di petto d'anatra e porcini, pulite i porcini, separando i gambi e le cappelle. Tritare finemente lo scalogno; ridurre la mela a dadini, ei gambi dei funghi porcini a fettine, e far rosolare il tutto in padella con un filo d'olio. Incidere la pelle dell'anatra come una griglia per evitare che si arricci durante la cottura. Pepate leggermente il petto e fatelo rosolare in una padella adatta al forno con un filo d'olio ben caldo e un rametto di rosmarino, per 1 minuto e mezzo dalla parte della pelle, poi giratelo, sfumate con 1/2 bicchiere di vino bianco, aggiungere la metà delle cappelle di funghi porcini interi e infornare a 200°C per 78 minuti o poco più, secondo il grado di cottura che preferite. Togliere il petto dal forno e lasciarlo riposare per 10 minuti avvolto in un foglio di alluminio. Frullate il fondo di cottura con 40 g di brodo vegetale e le restanti cappelle per ottenere una salsa. Tagliate un paio di spicchi d'aglio e tritateli con un ciuffo di prezzemolo. Nella padella dove avete cotto la carne fate sciogliere una noce di burro con un po' di scorza di limone grattugiata e il trito, bagnate con il vino bianco e quando sarà quasi evaporato aggiungete la salsa, sale e pepe. Servire il petto d'anatra affettato con la mela ei gambi di porcino, le cappelle e la salsa.

POLLO ALLA PANNA
E PORCINI

Tempo 45 min

ingredienti

4 persone

1,5 kg 1 pollo

500 gr di panna fresca

400 g di funghi porcini freschi

grappa 150 g

1 cipolla, aglio e burro

rosmarino, salvia

prezzemolo

olio extravergine d'oliva

sale e pepe

Preparazione

Per la ricetta del pollo con panna e porcini, tagliate il pollo in 8 pezzi e fatelo rosolare a fuoco vivace in padella con 1 spicchio d'aglio, senza aggiungere grassi. Profumato con qualche foglia di salvia e rosmarino. A cottura ultimata, dopo 45 minuti, versate il brandy, il sale e il pepe. Coprite con il coperchio e lasciate cuocere per circa 20 minuti. Tritate la cipolla e fatela appassire in una padella capiente con una noce di burro, un filo d'olio e un pizzico di sale. Aggiungere la panna, portarla a ebollizione, spegnere il fuoco e condire con sale e pepe. Pulire i funghi e tagliarli a pezzetti.

Rosolateli in padella con un filo d'olio e 1 spicchio d'aglio con la buccia, per 23 minuti. Salate e pepate, poi aggiungete un piccolo spicchio d'aglio tritato finemente. Tritare metà dei funghi porcini rosolati e unirli alla crema. Unite anche il pollo, insieme a parte del suo fondo di cottura, e cuocete il tutto per 5 minuti a fuoco basso, con il coperchio. Infine aggiungete i restanti funghi e servite con del prezzemolo fresco.

ZUCCHINE RIPIENE

Tempo 1h 40min

ingredienti

6 persone

1 kg 6 zucchine

500 g di carne di vitello a tocchetti

50 gr di prosciutto crudo

40 g di pangrattato secco

20 g parmigiano grattugiato

1 uovo

1 gambo di sedano

1 carota

1/2 cipolla, latte

prezzemolo

Vino bianco secco

olio extravergine d'oliva

sale e pepe

Preparazione

Per la ricetta delle zucchine ripiene, tagliate le zucchine orizzontalmente, ricavandone una parte più spessa, la base, e una parte più sottile, il coperchio. Svuotare generosamente la parte più spessa e conservare la polpa ottenuta. Sbollentare le basi ei coperchi in acqua bollente salata per 2 minuti; Scolateli su carta da cucina. Tritate il sedano, la carota e la cipolla e fateli appassire in una padella capiente con 3 cucchiai di olio per 2/3 minuti. Unite la polpa di vitello e fatela rosolare a fuoco vivo, facendo attenzione a non bruciare le verdure; dopo 5/7 minuti aggiungere 1/2 bicchiere di vino bianco e 1 mestolo d'acqua; abbassare il scaldare, coprire e cuocere per circa 20 minuti, quindi aggiungere la polpa di zucchine, un altro mestolo d'acqua, sale, pepe e cuocere per altri 15 minuti. Infine scolate la carne (conservate il fondo di cottura), tritate e mescolatela con l'uovo, il parmigiano, il prosciutto tritato, il pangrattato ammollato nel latte e strizzato, 1 cucchiaio di prezzemolo tritato, sale e pepe. Farcire le basi delle zucchine con il composto, chiuderle con i coperchi e fissarle con qualche giro di spago da cucina. Disponete le zucchine in una pirofila, e aggiungete il fondo di cottura e un goccio d'acqua, se necessario. Infornare a 180°C per 20/25 minuti.

POLPETTONE DI ZUCCA, CECI, E FUNGHI

Tempo 1,30 minuti

ingredienti

4 persone

1,5 kg Zucca Delica

300 g di funghi porcini

230 g di ceci lessati

150 grammi di spinaci

2 uova, timo

aglio, prezzemolo

Parmigiano grattugiato

pangrattato, aceto

olio extravergine d'oliva

sale e pepe

Preparazione

Tagliate la zucca a pezzetti, privati dei semi, distribuiti su una teglia ricoperta di carta da forno, conditela con olio, rametti di timo, sale e pepe e mettetela in forno a 180°C per 1 ora. Sfornate e recuperate la polpa; tagliarlo a tocchetti e frullare con ceci, uova, sale, pepe e 1 cucchiaio di aceto. Sbollentare gli spinaci in acqua bollente salata, scolarli e stenderli su fogli di carta da cucina ad asciugare. Pulite i funghi e tagliateli a tocchetti; Rosolate in padella con un filo d'olio, 1 spicchio d'aglio, sale e pepe, per 3 minuti, quindi completate con un ciuffo di prezzemolo tritato.

Stendete il composto di zucca su un foglio di carta da forno spennellato di olio, aiutandovi con un altro foglio e un mattarello, creando una base rettangolare. Rifilate i bordi e ricoprite il rettangolo di pasta con gli spinaci. Poi distribuite i funghi sul lato più corto del rettangolo e da lì arrotolate il polpettone utilizzando la carta da forno. Mescolate 1 cucchiaio di pangrattato con 1 cucchiaio di parmigiano grattugiato e cospargete la superficie del polpettone, quindi infornate a 170°C per circa 25 minuti.

COSCE DI POLLO LMBOTTITE CON SALSA ESOTICA AL LATTE DI COCCO

Tempo 1h 40min

ingredienti

4 porzioni

Per il pollo

4 cosce di pollo

180 g di castagne lessate

160 g pasta di salame

Rosmarino, timo, sale

olio extravergine d'oliva, Pepe

Per il curry

400 g di latte di cocco, 10 g di prezzemolo

5 g di zenzero fresco, 1 pz di peperoncino verde

1 limetta, coriandolo fresco

coriandolo secco, cumino, sale

olio extravergine d'oliva

Preparazione

Disossare le cosce: con un coltello affilato tagliare la polpa tutt'intorno all'osso fino a liberarla completamente. Capovolgi la polpa come un guanto, afferra l'osso, incide il resto del tessuto connettivo e poi staccalo dalla coscia. Ne rimarrà solo un pezzo, all'esterno. Tritare grossolanamente le castagne con le foglie di un rametto di rosmarino e due rametti di timo. Amalgamate il tutto con la pasta di salame e 1 cucchiaio di olio fino ad ottenere un composto compatto. Condire l'interno delle cosce di pollo con sale e pepe, farcirle con il ripieno;

metteteli insieme e legateli stretti con qualche giro di spago da cucina. Disponete le cosce su una teglia rivestita di carta da forno; conditele con sale, pepe e un filo d'olio. Cuoceteli in forno statico a 190°C per circa 50 minuti. Per i Curry, dividete a metà il peperoncino e privati del gambo e dei semi; tritate grossolanamente con prezzemolo e zenzero. Frullare il tutto con 20 g di latte di cocco, la scorza grattugiata di 1/2 lime, il succo di 1 lime, 1 cucchiaino di coriandolo essiccato, 1/2 cucchiaino di cumino, 23 rametti di coriandolo fresco e un filo d'olio . Fai sobbollire il restante latte di cocco per 23 minuti. Fatela raffreddare e poi mescolate al frullato; sale, se necessario. Servire le cosce di pollo con il curry, decorando a piacere.

TRIGLIE CON PROSCIUTTO

Tempo 45 min

+ 1h di marinata

ingredienti

4 persone

8 triglie rosse

5 fette di prosciutto crudo

salvia (20 foglie)

burro, limone

briciole di pane

olio extravergine d'oliva

sale e pepe

Preparazione

Per la ricetta delle triglie al prosciutto, pulite accuratamente le triglie: sviscerate le sotto un getto d'acqua corrente, poi passate una

coltello lungo l'osso, aiutatevi con un dito e separate l'osso dalla polpa anche dall'altra parte; rompere l'osso dalla parte della testa e tagliare con le forbici l'attaccatura dei capelli dalla parte della coda; infine sciacquate le triglie e adagiatele in una pirofila. Preparare una marinata con il succo di 1/42 limone, 4 cucchiai di olio, sale e pepe e versare sulle triglie nella pirofila; coprite con la pellicola e mettete in frigo a insaporire per 1 ora. Cospargete con il burro 810 foglie di salvia e il fondo di un'altra pirofila. Farcite la pancia delle triglie con una foglia di salvia imburrata; rotolare il pesce nel pangrattato. Dividete a metà le fette di prosciutto. Disponete nella padella la triglia alternata al prosciutto, irrorate con la marinata e aggiungete le rimanenti foglie di salvia. Infornare a 180°C per 1520 minuti.

INSALATA DI MARE

Tempo 30 minuti

ingredienti

4 persone

12 gamberi rossi sgusciati

12 scampi

12 calamari medi a tocchetti

4 patate medie a dadini

1 scalogno affettato

limone candito

prezzemolo

brodo vegetale

olio extravergine d'oliva

sale e pepe

Preparazione

Per la ricetta dell'insalata di mare, fate rosolare lo scalogno in poco olio, poi aggiungete le patate, coprite con il brodo vegetale caldo e fate cuocere fino a cottura: frullate e condite con sale e pepe. Sgusciare gamberi e scampi senza togliere la testa; cuoceteli a vapore per 45 minuti al massimo e fate lo stesso con i calamari. Distribuire la crema di patate nei piatti e completare con scampi, gamberi e calamari. Condire con un filo d'olio e decorare con erbe aromatiche, spicchi di limone candito, fregola soffiata e chips di patate.

SPIEDINI DI VEGETALI CON OKRA

Tempo 45 min

ingredienti

4 persone

500 g di gombo fresco

200 g di bastoncini di peperoncino

200 g bastoncini di carote

100 gr di pangrattato

30 g di noci sgusciate

4 foglie di cavolo medie

1 mela d'oro

curry, sale

paprika dolce affumicata

olio extravergine d'oliva

Preparazione

Per la ricetta degli spiedini di verdure al gombo, sbollentate il gombo in acqua bollente salata per 45 minuti dopo che avrà ripreso il bollore, poi scolatelo in acqua fredda, scolatelo e asciugarlo delicatamente con un canovaccio. Sbollentare anche le altre verdure. Frullare il pangrattato con 1 cucchiaio di curry, 1 cucchiaino di paprika, le noci, un paio di cucchiai di olio e il sale; dovrete ottenere un composto abbastanza fine. Assemblare 4 spiedini alternando su ogni bastoncino il gombo, gli spicchi di mela e i bastoncini di verdure (in stagione si possono aggiungere 200 g di asparagi bianchi); Ungerle con olio e passarle nel composto di pane. Rosolare gli spiedini in una padella su entrambi i lati fino a completa doratura. Cospargilo di sale poco prima di gustarlo.

UOVO IMPANATO, FAGIOLI E PLATANO CROCCANTE

Tempo 45 minuti

ingredienti

4 persone

300 g di passata di pomodoro

250 g 1 piantaggine matura

150 g di fagioli borlotti in scatola

75 g di pangrattato

Frullato snack al mais da 75 g

70 g di burro, sale

30 g di passata di pomodoro

6 uova biologiche fresche

Olio di arachidi

olio extravergine d'oliva

Preparazione

Per la ricetta uovo impanato, fagioli e
piantaggine croccante, mettete i fagioli lessati
in una casseruola per circa 10/15 minuti e
regolate di sale. Aggiungere il concentrato di
pomodoro e cuocere per altri 5 minuti.
Cuocete la passata di pomodoro con il burro
e un filo di olio extravergine di oliva per 10
minuti, poi frullate il tutto con un frullatore
ad immersione. Condire i fagioli con questa
salsa. Mondate il platano, tagliatelo a fette
oblique, immergetele in acqua salata e
lasciate riposare per 10 minuti, poi scolatele
e asciugatele su carta da cucina.

Friggetele in abbondante olio di arachidi ben caldo per circa 5 minuti, fino a quando saranno dorate e croccanti. Cuocere 4 uova in acqua bollente per 5 minuti. Sgusciate e passatele nel pangrattato, intingendo in 2 uova sbattute, poi nel pangrattato, poi ancora nelle uova sbattute, ed infine nella polvere di mais. Friggere le uova in abbondante olio di arachidi ben caldo, una alla volta, per 1 minuto, girandole per farle dorare uniformemente. Scolateli su carta da cucina. Servili con fagioli e banane.

CALAMARI RIPIENI DI RICOTTA E CATALOGNA

Tempo 50 min

ingredienti

4 porzioni

8 pz. calamaro

500 g di ricotta

Catalogna 300 g

30 g di pangrattato

4 filetti di acciughe sott'olio

aglio, maggiorana

olio extravergine d'oliva

sale e pepe

Preparazione

Per la ricetta dei calamari ripieni di ricotta e catalogna, lavate la catalogna, toglietela la parte più dura del gambo e tagliarla a pezzetti. Fate sciogliere le acciughe in una padella con un filo d'olio e 1 spicchio d'aglio. Aggiungere la catalogna e cuocere per circa 3 minuti. Pulite i calamari, separando le sacche dalla testa con i tentacoli. Rimuovere il becco e gli occhi; rimuovere l'osso interno e le viscere dalle sacche, facendo attenzione a non rompere alcuna sacca contenente nero. Eliminate i tentacoli e teneteli da parte. Mescolare in una ciotola la catalogna, la ricotta, 3/4 rametti di maggiorana tritata, il pangrattato e un pizzico di sale e pepe. Mettete il ripieno in una tasca da pasticcere e farcite i calamari. Chiudi la bocca con uno stuzzicadenti. Cuocere i calamari ei tentacoli per 5 minuti in una padella calda con un filo d'olio. Condire con sale. Serviti con verdure a tua scelta.

BACCALÀ IN TEMPURA CON SALSA LIVORNESE E FAGIOLINI

Tempo 40 min

ingredienti

4 persone

Per il merluzzo

720 g 4 tranci di baccalà dissalato e ammollato

100 g di farina 0, 100 g di amido di mais

acqua frizzante

olio di arachidi, per il sugo

500 g di pomodorini datterini

400 g di fagiolini lessati

200 g di pomodori secchi

20 g di capperi dissalati

4 cipollotti, 1 spicchio d'aglio

olio extravergine d'oliva, sale e pepe

Preparazione

Per il baccalà, mescolare la farina tipo 0 e la maizena con 200 g di acqua frizzante. Immergete i tranci di merluzzo nella pastella ottenuta, scolateli e friggerli in abbondante olio di arachide a 170°C per almeno 56 minuti. Adagiarli su carta da cucina. Per la salsa Mettete a bagno i pomodori secchi per una decina di minuti, poi scolateli e tritateli finemente al coltello. Fate appassire i cipollotti in 34 cucchiai di olio, poi aggiungete i pomodorini datterini frullati e cuocete a fuoco medio per 58 minuti; unire i pomodori secchi e continuare per 23 minuti, aggiustare di sale e pepe e spegnere. Soffriggere i fagiolini in una padella con 2 cucchiai di olio, l'aglio ei capperi. Servire il baccalà in tempura con la salsa ei fagiolini, guarnendo a piacere con erbe aromatiche fresche.

FUNGHI AL CARTOCCIO CON POLENTA CROCCANTE

Tempo 1h

ingredienti

4 persone

Per la polenta

200 g di farina di mais ambita

125 g di fagioli rossi lessati

125 g di fagioli borlotti lessati

timo, rosmarino

semi di finocchio

olio extravergine d'oliva

aglio, sale, Per i Funghi

1 kg di funghi cardoncelli

10 foglie di alloro, 1 testa d'aglio

Rosmarino, salvia, sale

pepe bianco, chiodi di garofano

bacche di ginepro

Bastoncini di cannella

olio extravergine d'oliva

Preparazione

Per la polenta portare ad ebollizione 1 litro d'acqua con 1 cucchiaio di olio e 1 cucchiaino di sale; poi versate la farina e fate cuocere a fuoco lento, sempre mescolando, per circa 40 minuti. Tritare 1 cucchiaino di semi di finocchio con uno spicchio d'aglio, qualche foglia di salvia, qualche foglia di rosmarino e timo.

Mescolare la polenta con le erbe tritate e i fagioli. Distribuire la polenta in uno stampo da plumcake foderato con pellicola per alimenti e lasciar raffreddare. Sformare la polenta, ormai fredda e soda, tagliarla a fette e farla tostare in padella con un filo d'olio alle erbe fino a quando le fette saranno croccanti. Per i funghi preparate un cartoccio: stendete su un piatto un grande foglio di alluminio, ricopritelo con un letto di rosmarino, salvia e alloro, aggiungete 1 testa d'aglio tagliata a metà nel senso della lunghezza e disponete i funghi tagliati a metà per la lungo; condite con olio extravergine di oliva, sale, pepe in grani, qualche chiodo di garofano, un pezzetto di cannella e qualche bacca di ginepro. Chiudere parzialmente la pellicola per far uscire il vapore e infornate a 250°C per 10/13 minuti. Servire i funghi con la polenta.

ROTOLO DI POLLO ALLE CASTAGNE

Tempo 1h 50min

ingredienti

Porzioni da 6 persone

1,7 kg 1 pollo senza testa, pulito

700 g di castagne

timo, burro

olio extravergine d'oliva

sale, pepe, alloro

Preparazione

Per la ricetta del involtino di pollo alle castagne, cuocere le castagne in acqua bollente con 1 foglia di alloro per circa 40 minuti. Scolatele con una schiumarola e sbucciatele. Togliete il pollo all'estremità delle ali, quindi disossate lo sporco incidendo dal dorso: dovrete aprirlo e "far scorrere" le ossa fino ad ottenere uno strato di polpa adagiata sulla pelle. Batti il pollo con il batticarne per ottenere uno strato uniforme. Adagiatela quindi su un foglio di carta da forno, con la pelle rivolta verso il basso. Salate e pepate, profumate con foglioline di timo, quindi farcite la parte centrale con le castagne. Avvolgete il pollo nella carta, chiudendo il rotolo alle estremità, quindi legatelo con lo spago da cucina e adagiato su una teglia. Irrorate il tutto con un filo d'olio e infornate a 180°C per 15 minuti. Bagnate la padella con un mestolo di acqua di cottura delle castagne e fate cuocere per altri 50 minuti. Sfornate e togliete il rotolo dalla teglia. Bagnate tutti gli scarti con un mestolo di acqua di cottura delle castagne e rimettete la teglia in forno per 5 minuti, in modo che l'acqua calda sciolga tutte le croste caramellate. Filtrare il brodo saporito ottenuto in una casseruola, farlo ridurre leggermente sul fuoco, quindi aggiungere 20 g di burro, ottenendo così una salsa.

KOFTA (POLPETTE MEDIORIENTALI)

Tempo 40 minuti

ingredienti

4 persone

500 g di carne macinata fine

160 g di yogurt magro

120 g di passata di pomodoro, 100 g di cipolla

4 baccelli di cardamomo

4 spicchi, 3 spicchi d'aglio

1 bastoncino di cannella

peperoncino rosso in polvere, curcuma in polvere

zenzero fresco, assafetida

farina di ceci, sale

olio extravergine d'oliva

Preparazione

Per la ricetta delle kofta (polpette mediorientali), scottare la carne macinata in una padella con qualche cucchiaio di acqua per 1 minuto, poi togliere l'acqua, scolando bene la carne. Rimettete la carne nella padella e fatela cuocere per un paio di minuti; scartare nuovamente il liquido che avrà rilasciato. Aggiungere 2 cucchiai di yogurt, 1 cucchiaino di peperoncino rosso in polvere, 1 cucchiaio di zenzero grattugiato, un bel pizzico di assafetida, 2 spicchi d'aglio precedentemente ridotti in purea, 50 g di cipolla tritata e 2 cucchiai di farina di ceci. Amalgamare il tutto e aggiustare di sale. Formate delle polpettine delle dimensioni di una pallina da ping pong, eventualmente aggiungendo altra farina di ceci per dare la giusta consistenza.

Infarinare le polpette nella farina di ceci. Scaldare qualche cucchiaio di olio extravergine di oliva in una padella poco profonda e rosolare le polpette per circa 5 minuti, finché non saranno dorate. Scaldare in una padella 50 g di senape o olio extravergine, aggiungere la cannella, i chiodi di garofano, i baccelli di cardamomo e un bel pizzico di assafetida. Quando le spezie iniziano a sfrigolare, aggiungere 50 g di cipolla tritata e continuare la cottura fino a quando la cipolla non sarà diventata rosa. Aggiungere 1 cucchiaio di zenzero grattugiato, lo spicchio d'aglio precedentemente ridotto in purea e ½ cucchiaino di curcuma; abbassare la fiamma, lasciare in infusione per 1 minuto, poi unire la passata di pomodoro e lo yogurt rimasto, continuando a cuocere a fuoco basso, mescolando, per 45 minuti. Aggiungere le polpette e continuare la cottura per altri 56 minuti. Servili a piacere con germogli di soia, insalata, riso o pane croccante.

GAMBERI, RADICCHIO, E CECI CON SPUMA

Tempo 40 min

ingredienti

Porzioni per 4 persone

50 g di semi di melograno

50 g di ceci in scatola lessati

16 g di gamberi

2 cespi di radicchio rosso lungo

zucchero, aceto bianco, alloro

olio extravergine d'oliva, sale e pepe

Preparazione

Per la ricetta dei gamberi, radicchio e ceci con spuma, mettete i ceci e passateli con 1 foglia di alloro per 10 minuti.

Spegnete e lasciate raffreddare i ceci nella loro acqua. Tagliate i cespi di radicchio in 6 spicchi ciascuno e fateli rosolare in padella con un filo d'olio, sale e pepe. Tagliare i gamberi a metà nel senso della lunghezza, senza sgusciarli. Arrostite in padella con un filo d'olio e un pizzico di sale, adagiando prima dalla parte della carne per 2 minuti, poi sui gusci per 1/2 minuto. Toglieteli dalla padella, e nella stessa tostate i semi di melograno per 1 minuto con un pizzico di zucchero e un pizzico di sale, poi sfumate con 3 cucchiai di aceto bianco. Scolate i ceci, conservando l'acqua di cottura. Condisci i ceci con un filo d'olio e, se serve, sale. Pesare 180 g di acqua di cottura dei ceci e montarli con una frusta, come un albume d'uovo, fino ad ottenere una spuma soda. Servire i gamberi con il radicchio e i ceci,

FEGATO, CIPOLLE,
E MELE

Tempo 40 min

ingredienti

Porzioni per 4 persone

450 g 4 fettine di fegato di vitello

3 cipolle bianche

2 mele Golden verdi

farina di alloro

Vino bianco secco

olio extravergine d'oliva

burro, sale, pepe

Preparazione

Per la ricetta fegato, cipolle e mele, tagliare il fegato a listarelle. Affettare finemente le cipolle. Lavate le mele e, senza sbucciarle, tagliatele a tocchetti. Scaldate un filo d'olio in una padella, aggiungete le mele e le cipolle, conditele con sale, pepe e 2 foglie di alloro e cuocete per circa 15 minuti; poi sfumate con il vino bianco e continuate fino a quando la cipolla non sarà diventata trasparente e molto tenera. Liberare la padella e sciogliere sullo stesso fondo una noce di burro; aggiungete il fegato, spolverato con un po' di farina, sale e pepe; bagnate con una spruzzata di vino bianco e portate a cottura facendola saltare per un paio di minuti. Servitelo subito accompagnandolo con un contorno di mele e cipolle.

COZZE AROMATICHE ALLA FRANCESE PATATINE FRITTE E DUE MAIONESI

Tempo 40 minuti

ingredienti

4 persone

2 kg di cozze

1,5 kg di patate

300 g di maionese

150 gr di peperoncino rosso

2 cuori di sedano

1 cipolla, aglio, timo

senape, prezzemolo, pepe

Vino bianco secco

olio extravergine d'oliva

Preparazione

Per la ricetta delle cozze aromatiche con patatine fritte e due maionese, sbucciate le patate e tagliatele a bastoncini. Sciacquate sotto l'acqua, in una ciotola, finché l'acqua non sarà limpida. Asciugatele bene con carta da cucina e friggetele in abbondante olio di arachide, a 160 °C, per circa 8/10 minuti: con questa prima cottura le patate si ammorbidiscono e cuociono bene all'interno. Scolateli su carta da cucina e tenete l'olio caldo. Pulite le cozze e sciacquate. Mondate e tritate la cipolla, il sedano e il peperone. Preparare un mazzetto con timo e prezzemolo, legandolo con spago da cucina. Scaldate un filo di olio extravergine di oliva in una casseruola, aggiungete le verdure tritate e fatele appassire per 2 minuti.

Aggiungere le cozze e il bouquet garni, mescolare, pepare e sfumare con 1/2 bicchiere di vino. Coprite con un coperchio e fate cuocere per circa 2 minuti, fino a quando le cozze non si saranno aperte. Friggere nuovamente le patatine, a 190°C, per farle dorare e creare una crosticina croccante all'esterno. Mescola metà della maionese con 1 cucchiaino di senape. Mescolare la restante maionese con 1/2 spicchio d'aglio spremuto e 1 cucchiaio di prezzemolo tritato. Servire le cozze con le patatine, accompagnate dalle due maionesi.

MERLUZZO IN AGUACHILE
ALLA MEDITERRANEA

Tempo 20 min

ingredienti

4 persone

600 g di filetto di merluzzo senza pelle

15 g di capperi dissalati

10 grammi di coriandolo fresco

5 g di prezzemolo fresco

1 tipo serrano di peperoncino verde

1 lime, 1 limone

olio extravergine d'oliva

sale e pepe

Preparazione

Per la ricetta del baccalà alla mediterranea in aguanile, preparate la salsa agua chile: frullate le foglie di coriandolo e prezzemolo (tenetene qualcuna intera per completare) con il succo di lime e 1/2 limone, un pizzico di sale, 2 cucchiai di olio e il peperoncino verde . Ungere una padella antiaderente con un filo d'olio, scolate il baccalà a fuoco vivo per 23 minuti per lato, poi salate leggermente, chiudete con il coperchio e proseguite a fuoco basso per altri 56 minuti. Distribuire il baccalà nei piatti, completare con 1 cucchiaio di capperi, la salsa aguachile e, a piacere, spicchi di limone o lime. Completare con foglie di prezzemolo o coriandolo. L'ingrediente: il peperoncino Serrano è un peperoncino verde intero originario del Messico. Se non troppo piccante, può essere sostituito con altre varietà simili.

FILETTO DI MAIALE ALLO SCIROPPO DI LIEGI, FRIGGITELLI E CIPOLLINE

Tempo 35 min

ingredienti

4 persone

500 g di cipolle borettane pelate

600 g 1 pezzo di filetto di maiale

400 g di peperoni friggitelli

timo, alloro

olio extravergine d'oliva

sale, Pepe

Preparazione

Per la ricetta del filetto di maiale allo sciroppo di Liegi, friggitelli e cipollotti, salare e pepare il filetto, cospargere di timo tritato e farlo rosolare da tutte le parti in padella con un filo d'olio, per circa 6/7 minuti. Aggiungere i cipollotti, un paio di foglie di alloro, 2 cucchiai di sciroppo di Liegi, sale e pepe e cuocere fino a quando il filetto raggiunge i 58°C al centro, per circa 20 minuti, rigirando più volte. Durante la cottura le cipolle rilasceranno un po' d'acqua, che servirà a stemperare lo sciroppo ei sughi della carne, creando una salsa. Controllare l'evaporazione durante la cottura e, se necessario, aggiungere un goccio d'acqua. A parte fate saltare i friggitelli in un'altra padella con un filo d'olio per 8/10 minuti. Servire l'arrosto con la sua salsa e le cipolle; completato con i friggitelli, la nota mediterranea in un piatto più continentale.

BRANZINO ALLE SPEZIE INDIANE

(TAKA TAK)

Tempo 30 min + 1h di riposo

ingredienti

4 persone

4 filetti di branzino

Per la marinata

yogurt, curcuma

semi di carambola

peperoncino rosso in polvere

zenzero fresco, miele

succo di lime

olio extravergine d'oliva

sale, pepe nero

Per la salsa

burro, sale

semi di carambola

succo di lime, zafferano

Preparazione

Per la Marinata Tostare 1 cucchiaino di semi di carambola, ½ cucchiaino di pepe nero e ½ cucchiaino di peperoncino in padella per circa 3 minuti, fino a quando non ne sentirete il profumo. In un mortaio polverizzate le spezie, poi aggiungete 1 cucchiaino di zenzero tritato e continuate a pestarc; infinc aggiungete 2 cucchiai di yogurt, 1 cucchiaino di miele, un pizzico di sale, 1 cucchiaino di succo di lime, 1 cucchiaino di curcuma e 3 cucchiai di olio, mescolando bene. Versate il composto sui filetti di pesce e mettete in frigorifero per 1 ora.

Oliate una padella piatta e grigliate il pesce per circa 2 minuti per lato. Per la salsa, scaldare 2 cucchiai di burro, aggiungere 1/2 cucchiaio di semi di carambola, 1/2 cucchiaio di succo di lime e 1 cucchiaio di acqua; fate restringere per 1 minuto, aggiustate di sale, poi aggiungete 23 stimmi di zafferano, precedentemente reidratati in acqua tiepida, e fate restringere ancora per un paio di minuti. Disponete il pesce nei piatti, cospargetelo con la salsa e completatelo a piacere con fiori, erbe aromatiche e abbondante curcuma in polvere.

ORATA E INDIVIA CARAMELLATA

Tempo 1h

ingredienti

Porzioni per 4 persone

2 orate da 800 g l'una.

4 teste di indivia belga

miele, limone, aglio

salvia, rosmarino

timo, alloro

Marsala secco, burro

olio extravergine d'oliva

sale e pepe

Preparazione

Per la ricetta orata e indivia caramellata,
pulite le orate: squamate le, tagliate le pinne
ed eviscerate le; ricavarne 4 filetti, rifilando
la parte ventrale, più morbida e piena di
lische. Tieni la testa, l'osso centrale e i ritagli
di pancia. Rosolare tutti gli scarti di pesce in
padella con un velo d'olio, un rametto di
rosmarino, un po' di timo e 1 foglia di alloro;
dopo 10/15 minuti aggiungete 1/2 bicchiere di
Marsala secco, e proseguite la cottura per
altri 30 minuti mescolando di tanto in tanto;
infine filtrare e far addensare la salsa sul
fuoco, con un pezzetto di burro, per 5 minuti.

In una padella scaldare un filo d'olio con un rametto di rosmarino, 2 foglie di salvia e 1 spicchio d'aglio a fuoco medio; aggiungete i filetti di orata, ponendoli con la pelle rivolta verso il basso, coprite con il coperchio e fate cuocere per una decina di minuti. Tagliate a metà le 4 teste di indivia e cuocete a vapore per 10 minuti. Nel frattempo frullate 3 cucchiai di miele con 3 cucchiai di olio e 2 scorze di limone, sale e pepe e, a piacere, qualche foglia di cerfoglio. Trasferire l'indivia in una teglia, spennellare con l'emulsione di miele e infornare a 200°C per 45 minuti. Scrvire i filetti di orata con la salsa e accompagnarli con la scarola.

POLLO ALLA MARENGO

Tempo 45 min

ingredienti

Porzioni da 6 persone

1,2 kg 1 pollo

500 grammi di pomodori

150 g puliti

funghi champignon

6 uova,

6 code di gambero

farina, aglio, limone

pane fatto in casa

burro, sale

prezzemolo tritato, vino bianco secco

olio extravergine d'oliva

Preparazione

Per la ricetta del pollo alla Marengo, tagliate il pollo in 6 pezzi, separando il petto e le cosce. Infarinate e fatele rosolare in una padella capiente con un filo d'olio, una noce di burro e 1 spicchio d'aglio schiacciato con la buccia. Girare i pezzi su tutti i lati per 5/6 minuti. Sfumare il pollo con 1 bicchiere di vino, quindi aggiungere i pomodori a pezzetti. Salare e cuocere per 5 minuti. Rimuovere i petti e aggiungere i funghi affettati. Cuocere per altri 10 minuti, quindi aggiungere nuovamente i petti, il succo di 1/2 limone e 2 cucchiai di prezzemolo e terminare la cottura in 12 minuti. Tostare 6 fette di pane. Friggere le uova fritte per 5 minuti. Arrostire le code di gambero sgusciate, quindi unirle al sugo con il pollo. Servire il pollo nel suo sugo, con l'uovo sul pane.

TRIGLIE AL FORNO CON FUMETTO ALLO YOGURT

Tempo 45 min

ingredienti

2 persone

700 g 6 triglie

100 g di yogurt intero al naturale

10 pomodori datterini

2 spicchi d'aglio

1 scalogno, 1 cipolla

1 finocchio, limone

olio extravergine d'oliva

Semi di chia

Vino bianco secco

sale e pepe

Preparazione

Per la ricetta delle triglie al forno con fumetto allo yogurt, pulite le triglie e apritele a libro tenendole unite per la coda. Tieni tutti gli scarti. Scaldate un filo d'olio in una casseruola, aggiungete gli scarti di triglia, i pomodori, l'aglio, lo scalogno e la cipolla sbucciata, i gambi di finocchio e le barbine. Aggiungere 100 g di vino bianco e 1/2 litro d'acqua; lasciate sobbollire a fuoco lento per una ventina di minuti, poi filtrate e fate ridurre il brodo ottenuto, sempre a fuoco basso, per 1015 minuti, in modo che i sapori si concentrino. Nel frattempo disponete le triglie su una teglia rivestita di carta da forno, conditele con un filo di olio, sale, pepe e scorza di limone grattugiata e infornate a 200°C per circa 10 minuti. Mescolare il fumetto con lo yogurt per ottenere una salsa. Tagliare il finocchio molto sottile e condirlo con olio, sale e limone.

CONIGLIO IN AGRODOLCE

Tempo 1h

ingredienti

4 persone

1,5 kg 1 coniglio

300 g di melanzane, 60 g di miele

2 gambi di sedano

1 cipolla, olive verdi

capperi sotto sale, prezzemolo

mandorle bianche

olio extravergine d'oliva

sale, pepe, aceto

Preparazione

Per la ricetta del coniglio in agrodolce, pulite
il coniglio, privarlo delle interiora e tagliatelo

a tocchetti. Rosolate in un rondò largo con 4 cucchiai d'olio, arrostendo da tutte le parti per circa 10 minuti, aggiungendo sale e pepe. Snocciolare circa 20 olive. Pulite i gambi di sedano e tagliateli a pezzetti; sbucciate la cipolla e affettatela. Risciacquare 1 cucchiaio di capperi dal sale. Mescolare olive, sedano, cipolla e capperi e condire con sale e pepe. Sfumate il coniglio in cottura con 130 g di aceto e aggiungete il miele. Cuocere per 2 minuti, quindi aggiungere le verdure miste. Coprite, abbassate la fiamma e fate cuocere per circa 10 minuti. Sbucciare la melanzana e tagliarla a pezzetti. Cuocetela in padella con 4/5 cucchiai di olio, per circa 10 minuti, facendola dorare. Unite infine le melanzane al coniglio e fate cuocere per altri 10 minuti, girando di tanto in tanto i pezzi di carne. Spegnere e lasciare raffreddare. Servire il coniglio con le verdure, completare con il prezzemolo tritato e le mandorle tritate.

ZUPPA DI CONCHIGLIE

Tempo 1h + 12h riposo

ingredienti

4 persone

800 gr di cozze

400 g di pane fatto in casa

300 g vongole

300 g tartufi di mare

200 g di pomodorini gialli

200 g di pomodorini rossi

1 spicchio d'aglio

prezzemolo

limone, vino bianco

olio extravergine d'oliva

sale fino e grosso

Preparazione

Per la ricetta della zuppa di conchiglie, ammollare le vongole e i tartufi di mare in ciotole separate. Lasciateli scolare per 12 ore, cambiando spesso l'acqua. Spennellare i tartufi di mare, che spesso accumulano sabbia anche all'esterno. Sciacquate le cozze sott'acqua, quindi eliminate il filamento e, per staccarlo del tutto, tiratelo verso la base arrotondata del guscio. Poi raccoglietele in una ciotola con 2 manciate di sale grosso e strofinato insieme, per pulire bene i gusci, infine sciacquate sotto l'acqua. Tagliate a metà i pomodorini rossi e metteteli in padella con un filo d'olio, 1 spicchio d'aglio e 2 gambi di prezzemolo.

Dopo 2 minuti aggiungete le vongole, copritele e fatele aprire per 2 minuti. Tagliate a metà i pomodorini gialli e metteteli in una casseruola con un filo d'olio. Unite i tartufi, sfumate con un goccio di vino, coprite e fateli aprire per 23 minuti. Aprire le cozze in una casseruola con coperchio per 12 minuti. Filtrate l'acqua delle cozze e dei tartufi e conservatela per la zuppa. Unire in padella con le vongole tutti gli altri gusci e i pomodorini gialli. Completate con 1 mestolo di acqua filtrata e amalgamate il tutto. Distribuirli su fette di pane abbrustolito e completare la zuppa con foglioline di prezzemolo e scorza di limone grattugiata.

BRANZINO IN CROSTA DI SALE CON INSALATA DI ARANCIE

Tempo 35 min

ingredienti

4 persone

400 g 4 fette di filetto di branzino

400 g di sale marino integrale

80 g di albume d'uovo

2 cipollotti

2 cuori di finocchio medi

1 arancia

olive nere snocciolate

olio extravergine d'oliva

sale e pepe

Preparazione

Per la ricetta del branzino in crosta di sale con insalata di arance, montate a neve ferma l'albume e mescolatelo con il sale integrale. Foderate una padella con un foglio di alluminio, versate la meringa salata e ponetela sul fuoco. Quando la meringa è calda, adagiare le fette di branzino con la pelle rivolta verso il basso. Coprite con un altro foglio di alluminio e cuocete dolcemente il pesce per circa 15 minuti. Sbucciare a vivo l'arancia (eliminando tutte le pellicine); togliere gli spicchi e tagliarli a pezzetti. Mescolateli con i cipollotti affettati, i finocchi tagliati sottili e le olive snocciolate. Condire con olio, sale e pepe. Distribuire l'insalata nei piatti, disporre i filetti di branzino, completare con un filo d'olio e servire.

OMELETTE DI PATATE

Tempo 20 min

ingredienti

Porzioni per 4 persone

500 g di patate a polpa gialla

2 albumi d'uovo

olio extravergine d'oliva

sale

Preparazione

Per la ricetta della frittata di patate sbucciate e grattugiate le patate con una grattugia a fori larghi; strizzatele e asciugatele con un canovaccio. Mescolare le patate con gli albumi leggermente sbattuti e un pizzico di sale. Scaldare una padella antiaderente con un velo d'olio, versarvi il composto di albume e patate e mescolare leggermente. Appena inizia a prendere colore chiudetela a portafoglio dandogli la forma di una frittata.

ZUCCA AL CUCCHIAIO

Tempo 1h

ingredienti

4 porzioni

1 zucca tipo Butternut

50 g di semi di zucca sbucciati

1 pz scalogno

brodo vegetale

Pepe

sale

olio extravergine d'oliva

zucchero

Preparazione

Per la ricetta della zucca al cucchiaio, scegliete una zucca lunga, e tagliatela in tre parti, ricavando la parte tonda alla base, quella lunga al centro, e la calotta.

Scavare la parte arrotondata con un cucchiaio. Conditela all'interno con un filo d'olio, sale e pepe. Adagiata su un piatto insieme al guscio (se volete potete usarla come coperchio) e infornatela a 200°C per 40 minuti. Mondate la parte allungata e tagliate la polpa a cubetti. Affettate lo scalogno e fatelo soffriggere in una padella con un filo d'olio; unire la zucca tagliata a cubetti, bagnare con 2 mestoli di brodo e far cuocere a fuoco basso per circa 20 minuti, aggiungendo altro brodo man mano che si asciuga. Cuocete in una padella 2 cucchiai di zucchero con 2 cucchiai di acqua e un pizzico di sale. Quando lo zucchero si sarà sciolto, aggiungete i semi di zucca e mescolate finché lo zucchero non si attacca ai semi, «gratificando». Spegnilo e lascialo raffreddare. Sfornate la zucca, riempitela con i cubetti cotti in padella e completatela con i semi croccanti.

**TONNO SCOTTATO
CON CIPOLLE
ROSOLATE E FRITTE**

Tempo 35 min

ingredienti

Porzioni per 4 persone

900 g di filetto di tonno fresco

500 grammi di cipolle

olio extravergine d'oliva

sale

Pepe

Preparazione

Per la ricetta del tonno scottato con cipolle rosolate e fritte, immergete il tonno in una pentola piena di acqua bollente salata per un paio di minuti. Scolatela e fatela raffreddare. Tagliare le cipolle a fettine molto sottili. Rosolare 300 g in un filo d'olio, bagnarli con un goccio d'acqua, salare e stufarli per circa 20 minuti. Poi frullateli con il frullatore ad immersione, ottenendo una salsa. Soffriggere le rimanenti cipolle in olio bollente e scolatele su carta da cucina. Tagliare il tonno a tranci e servirlo con le cipolle soffritte e frullate, completare con sale e pepe.

LONZA DI MAIALE CON SALA AL PECORINO

Tempo 35 min

ingredienti

Porzioni per 4 persone

400 g di lonza di maiale affettata

200 g di latte

150 g di pecorino

2 g di amido di mais

aglio

prezzemolo, finocchio

origano fresco

salvia, sale

olio extravergine d'oliva

Preparazione

Per la ricetta della lonza di maiale al sugo di pecorino, mondate le fette di lonza di maiale e cospargete di sale. Preparare il prezzemolo, il finocchio e l'origano tritati finemente. Arrostire la carne in una padella ricoperta d'olio su entrambi i lati con 1 spicchio d'aglio con la buccia e qualche foglia di salvia. Infine insaporire con le erbe aromatiche tritate. Sciogliere la maizena in 2 cucchiai di acqua fredda. Portare a ebollizione il latte, scioglievi l'amido di mais sciolto e mescolare finché non inizia ad addensarsi. Togliere dal fuoco e unire il pecorino grattugiato. Distribuire la salsa di pecorino nei piatti, disporre le braciole e completare a piacere con altre erbe aromatiche.

BOCCONCINI DI POLLO CON VELLUTATA DI POMODORO E CIPOLLE

Tempo 45 min

ingredienti

Porzioni per 4 persone

1 pollo

150 g di passata di pomodoro

1 cipolla

1 spicchio d'aglio

Vino bianco secco

olio extravergine d'oliva

Rosmarino

sale e pepe

Preparazione

Per la ricetta dei bocconcini di pollo con crema di pomodoro e cipolla, dividere il pollo a pezzi e disossare. Tagliare la polpa a pezzetti. Rosolare la carne in padella con un filo d'olio, lo spicchio d'aglio schiacciato e un rametto di rosmarino. Sfumare con una spruzzata di vino bianco, aggiungere la passata di pomodoro, sale e pepe e cuocere per altri 15 minuti. Togliere la carne e tenerla da parte. Eliminate l'aglio e il rosmarino, quindi frullate il liquido di cottura fino ad ottenere una salsa vellutata. Pulite la cipolla e sbucciatela separando le tuniche. Rosolate per 5 minuti in padella con un filo di olio, sale e rosmarino. Servire il pollo con la salsa e la cipolla.

TROTA ALL'AGRODOLCE

Tempo 25 min

ingredienti

Porzioni da 24 persone

2 filetti di trota salmonata

300 g di fagiolini

1 pompelmo rosa

olive verdi già snocciolate

1 cipolla rossa

aceto

vino bianco

olio extravergine d'oliva

sale, pepe in grani

Preparazione

Per la ricetta della trota all'agrodolce, pulite i fagiolini, lessarli per 67 minuti in acqua bollente salata e scolateli. Tagliate a fettine la cipolla e fatela appassire con 50 g di aceto, 50 g di vino e un po' di pepe, per 3 minuti dal bollore. Dividete il pompelmo a spicchi e, se volete, eliminate la buccia. Scolare la cipolla, riservando il liquido di cottura. Disporre i filetti di trota nei piatti con fagiolini, cipolla, olive e pompelmo. Condirli con l'olio e il liquido delle cipolle.

BURRIDA DI PESCE FRESCO LIGURE

Tempo 1h 35min

ingredienti

8 porzioni persone

850 g 1 gallinella

Ombrina da 700 g

680 g 8 tranci di rana pescatrice

600 g di pomodori, 300 g di calamari

250 g di moscardini

150 grammi di cipolla

16 gamberi rossi piccoli

8 scampi, 8 seppie

olio extravergine d'oliva

Vino bianco secco

origano secco

sale e pepe

Preparazione

Per la ricetta ligure della burrida di pesce fresco, pulire e sfilettare gallinella e ombrina, quindi sbucciare i filetti e tagliarli a tocchetti. Tagliate a tranci la rana pescatrice. Pulire i polipetti, i calamari e le seppioline. Sbollentare i pomodori in acqua bollente, privarli della buccia e dei semi e tagliare i filetti a cubetti. Affetta la cipolla. Assemblare la casseruola: distribuire sul fondo metà della cipolla e dei pomodori, unti con un filo d'olio; aggiungere i tranci di pesce, poi i crostacei ei molluschi; coprire il pesce con la cipolla e il pomodoro rimanenti. Bagnare con 2 bicchieri di vino, insaporire con olio, origano secco, sale e pepe e cuocere per circa 1 ora e 30 minuti.

BISTECCHE ALLA PIZZAIOLA

Tempo 25 min

ingredienti

Porzioni per 4 persone

200 g di passata di pomodoro

400 g fettine di fesa

di manzo 100 g ciascuno.

olio extravergine d'oliva

origano secco

1 spicchio d'aglio

sale

Pepe

Preparazione

Per la ricetta della bistecca alla pizzaiola, sbattete leggermente le fette di fesa fino ad ottenere uno spessore di 4/5 mm. Scaldare dolcemente in padella, senza soffriggere, 2 cucchiai d'olio con l'aglio tagliato a fettine. Aggiungere la passata di pomodoro, farla cuocere per una decina di minuti, e condire con sale, pepe e un po' di origano secco. Aggiungere le fettine di carne al sugo e farle cuocere per 3 minuti; giratele e fate cuocere per altri 4/5 minuti, a seconda dello spessore. Serviteli con la salsa e l'origano.

INSALATA DI POLLO, PESCHE E FAGIOLINI

Tempo 1h 20min

ingredienti

6 persone

900 g 3 cosce di pollo con le cosce

200 g di lattuga iceberg

150 g di cetrioli

100 g di fagiolini

50 g di tonno sott'olio

3 pesche, 1 cipolla

1 carota, 1 gambo di sedano

Vino bianco secco

alloro, prezzemolo

aceto, cipollotto

olio extravergine d'oliva

sale grosso e pepe in grani

Preparazione

Per la ricetta dell'insalata di pollo, pesche e fagiolini preparate un brodo aromatico con la cipolla, il gambo di sedano, la carota, 1 bicchiere di vino bianco, qualche grano di pepe, 1 foglia di alloro, 2 rametti di prezzemolo e un una manciata di sale grosso; quando bolle, aggiungi il pollo e cuoci per 35 minuti. Spegnete e lasciate raffreddare il pollo nel brodo di cottura. Sbucciare il cetriolo striato, togliere i semi centrali, tagliarlo a fettine sottili e metterlo a marinare in 4 cucchiai di aceto per 30 minuti, mescolando di tanto in tanto, quindi strizzarlo bene. Sbucciare i fagiolini e cuocerli in acqua bollente per circa 8 minuti.

Scolate E, raffreddatele sotto l'acqua corrente e, se vi piace, dividetele a metà nel senso della lunghezza. Tagliare la lattuga iceberg a listarelle e lavarle bene. Affettare finemente 10 g della parte bianca del cipollotto. Rimuovere le ossa e la pelle dal pollo e sfilacciare la carne. Unite il tonno ben sgocciolato, il cipollotto, il cetriolo marinato, le pesche tagliate a spicchi con la buccia, 4 cucchiai d'olio, un bel pizzico di sale e mescolate bene. Distribuire nei piatti le striscioline di lattuga iceberg, completare con il pollo condito e servire.

CARCIOFI RIPIENI ALLA NAPOLETANA

Tempo 40 min

ingredienti

Porzioni da 46 persone

250 g di manzo bollito

60 g parmigiano grattugiato

50 g di salsa di pomodoro

30 g di cipolla

30 g di pangrattato

10 carciofi, 1 uovo

prezzemolo, limone

Vino bianco secco

olio extravergine d'oliva

sale e pepe

Preparazione

Per la ricetta dei carciofi ripieni alla napoletana, sbucciate i carciofi eliminando il gambo e le foglie esterne. Rimuovi la barba interna, aiutandoti con un perforatore. Metterli, man mano che vengono puliti, in una bacinella d'acqua con il succo di 1/2 limone. Lessarli in acqua bollente acidulata con succo di limone per 10 minuti. Tritate la cipolla e fatela soffriggere in una casseruola in un filo d'olio con la carne lessata per un paio di minuti. Aggiungere la salsa di pomodoro e cuocere per altri 5 minuti. Spegnete, fate raffreddare, poi tritate il tutto; mescolare con un ciuffo di prezzemolo tritato, il parmigiano e l'uovo e condire con sale e pepe. Farcite con questo ripieno i carciofi svuotati e disponetevi in una pirofila. Versare 1/2 bicchiere di vino sul fondo e cospargere i carciofi di pangrattato, ungere con un filo d'olio e infornare a 180°C per circa 15 minuti.

TONNO CON CIPOLLE, LA RICETTA SARDA

Tempo 40 min

ingredienti

Porzioni per 4 persone

Trancio di tonno da 700 g

250 g di cipolla rossa

olio extravergine d'oliva

sale

Preparazione

Per la ricetta sarda del tonno con le cipolle, mettete il tonno in una casseruola piena d'acqua. Salare e portare ad ebollizione, quindi cuocere per 30 minuti. Sbucciare la cipolla e affettare. Mettetela in una ciotola immersa in acqua calda, in modo che perda la sua acidità. Lascia riposare per 10 minuti. Scolare il tonno e servirlo caldo con la cipolla e un filo d'olio.

SALMONE ALLA GRIGLIA CON SALSA DI SENAPE E MIELE

Tempo di preparazione: 15 minuti

Tempo di cottura: 15 minuti

Dosi per 2 persone:

Ingredienti:

2 filetti di salmone

2 cucchiai di senape

1 cucchiaio di miele

1 cucchiaio di olio

extravergine d'oliva

Sale e pepe q.b.

Preparazione:

Preriscaldare la griglia a fuoco medioalto. In una ciotola, mescolare la senape, il miele, l'olio extravergine d'oliva, sale e pepe. Spennellare i filetti di salmone con il composto ottenuto. Cuocere il salmone alla griglia per 57 minuti per lato, o fino a cottura ultimata. Servire il salmone alla griglia con salsa di senape e miele caldo.

CONCLUSIONE

Grazie per aver intrapreso questo viaggio verso una salute migliore con "Dieta Insulina Resistenza 2025". Speriamo che le informazioni, le strategie nutrizionali e i piani alimentari presentati in questo libro ti abbiano fornito gli strumenti necessari per gestire l'insulino resistenza in modo efficace. Il nostro obiettivo è stato quello di offrirti una guida completa e basata su evidenze scientifiche, capace di migliorare la tua qualità di vita e prevenire complicazioni legate a questa condizione. Un Invito a Lasciare una Recensione Il tuo feedback è estremamente importante per noi. Se hai trovato utile questo libro, ti invitiamo gentilmente a lasciare una recensione.

Le tue opinioni non solo ci aiutano a migliorare, ma forniscono anche preziose informazioni ad altri lettori che potrebbero beneficiare di queste conoscenze. Una recensione onesta e dettagliata può fare la differenza e aiutare altre persone a trovare il supporto di cui hanno bisogno per gestire l'insulino resistenza. Grazie ancora per il tuo tempo e il tuo impegno nella lettura di "Dieta Insulina Resistenza 2025". Ti auguriamo successo nel tuo percorso di salute e benessere. Con gratitudine,

[KLARLOCK]